CONTRIBUTION A L'ÉTUDE

DE

L'ANTISEPSIE INTESTINALE

DANS LA FIÈVRE TYPHOÏDE

Cent cinquante et un cas de Dothiénentérie
soumis à la médication combinée
par le naphtol α et la quinine

(MÉTHODE DE M. LE PROFESSEUR TEISSIER)

PAR

Le Dr François BOUCHARD

Ancien Externe des Hôpitaux de Lyon.

LYON

A. REY & Cie, IMPRIMEURS-ÉDITEURS DE L'UNIVERSITÉ

4 RUE GENTIL, 4

1902

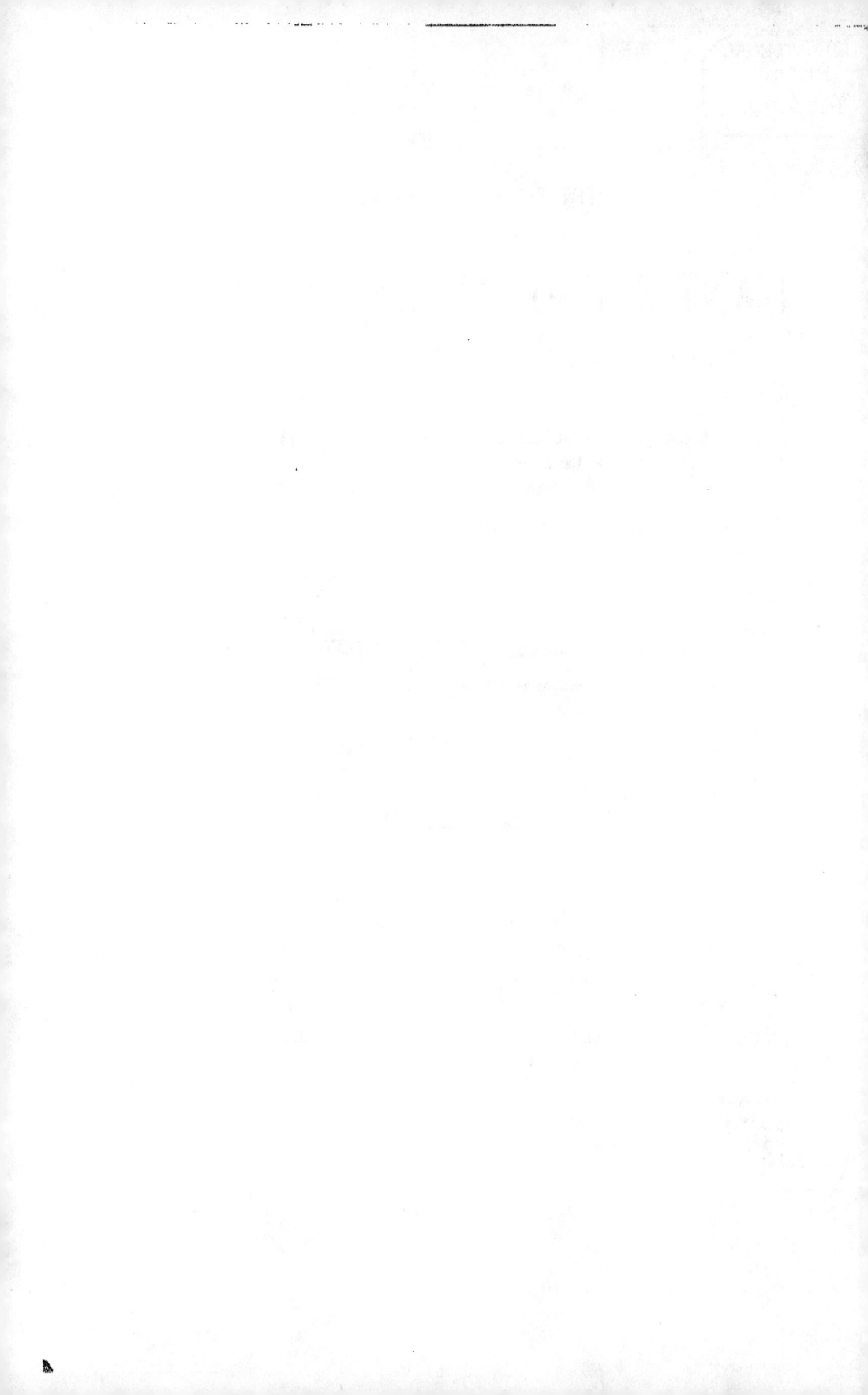

CONTRIBUTION A L'ÉTUDE

DE

L'ANTISEPSIE INTESTINALE

DANS LA FIÈVRE TYPHOIDE

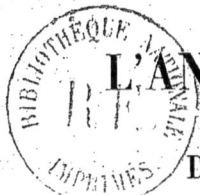

CONTRIBUTION A L'ÉTUDE

DE

L'ANTISEPSIE INTESTINALE

DANS LA FIÈVRE TYPHOÏDE

Cent cinquante et un cas de Dothiénentérie
soumis à la médication combinée
par le naphtol α et la quinine

(MÉTHODE DE M. LE PROFESSEUR TEISSIER)

PAR

Le Dr François BOUCHARD

Ancien Externe des Hôpitaux de Lyon.

LYON

A. REY & Cie, IMPRIMEURS-ÉDITEURS DE L'UNIVERSITÉ

4 RUE GENTIL, 4

1902

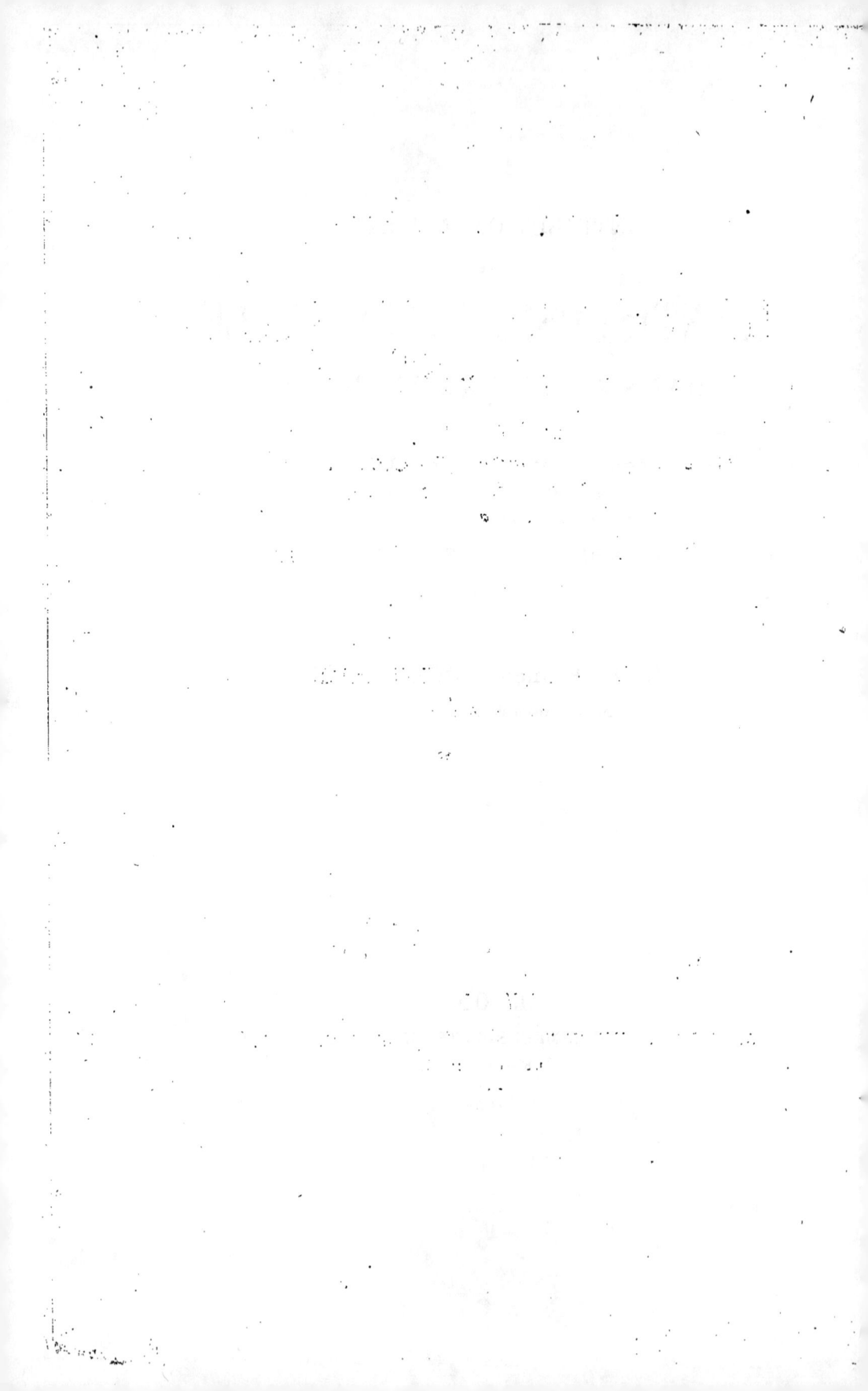

Au début de ce travail, qu'il me soit permis d'assurer de ma sincère reconnaissance les maîtres qui ont bien voulu, pendant mes quatre semestres d'externat, s'intéresser à mon éducation médicale : MM. les professeurs Poncet, Jaboulay, Renaut et Teissier. MM. les professeurs agrégés Bérard et Paul Courmont, MM. les Drs Delore, Bernoud et Vignard.

Que M. le professeur Teissier me permette de le remercier particulièrement de la bienveillance qu'il m'a toujours témoignée ; spécialement dans la maladie où j'ai pu bénéficier du traitement qui fait aujourd'hui le sujet de cette étude.

Enfin, que M. le professeur Jules Courmont veuille bien croire à toute ma reconnaissance pour l'honneur qu'il m'a fait en acceptant la présidence de cette thèse.

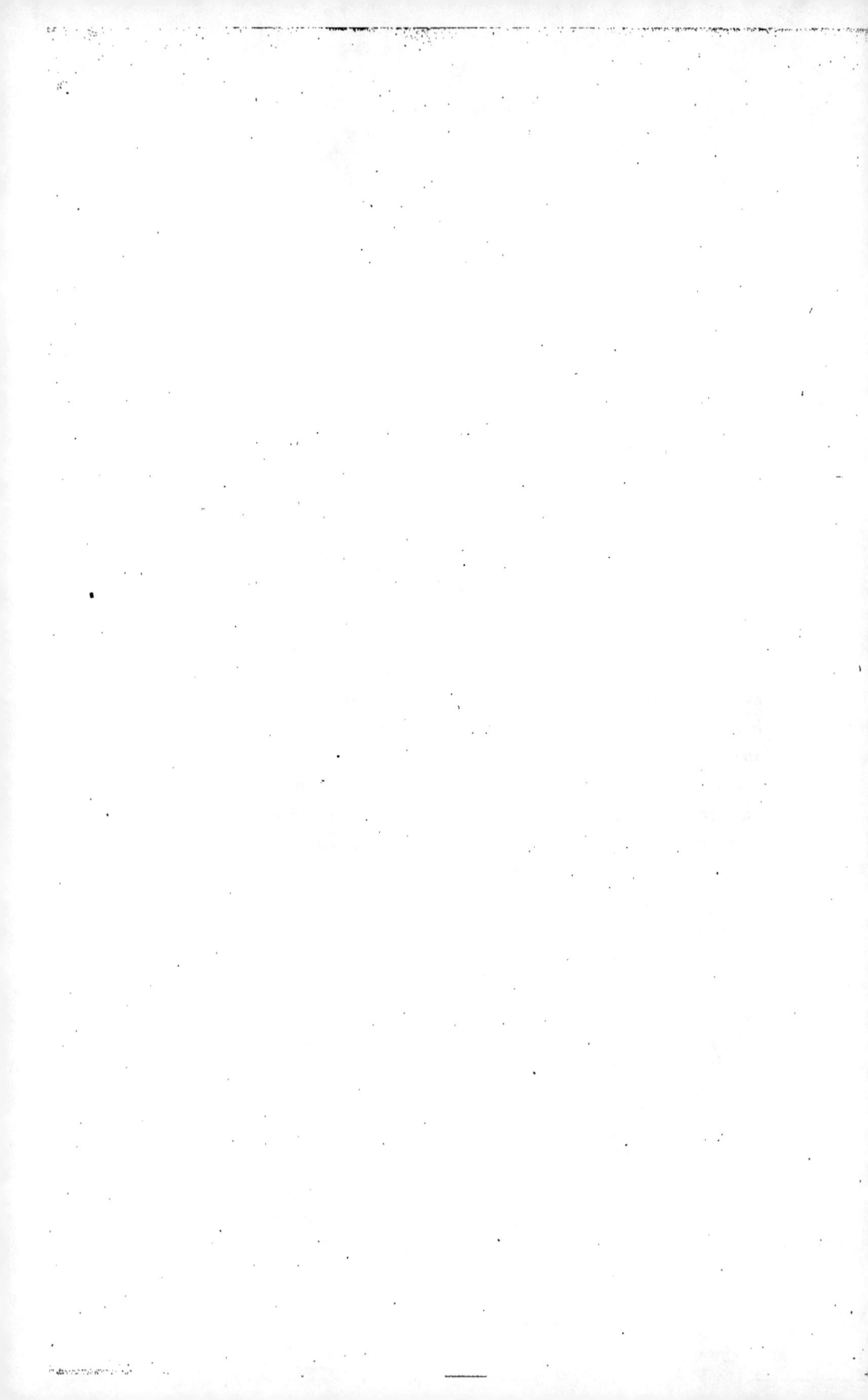

INTRODUCTION

Le travail que nous avons entrepris a pour objet l'étude statistique des résultats généraux donnés par la méthode de traitement de la fièvre typhoïde, préconisée par M. le professeur Teissier. Or, avant toute chose, nous tenons à dire que nous n'avons eu nullement l'intention de faire une critique des autres modes de traitement, en particulier de la balnéothérapie par la méthode de Brand pure plus ou moins mitigée.

Le bain, en effet, a donné des preuves irrécusables de son efficacité, et doit être considéré justement comme l'une des armes les plus sûres qui puissent être dirigées contre l'infection éberthienne.

On pourra voir, d'ailleurs, dans la suite de cette étude que M. Teissier lui-même, n'a pas craint, le cas échéant, de recourir à la réfrigération, par les lotions froides ou plus souvent par les bains.

Mais à côté de la balnéothérapie et pour répondre aux cas où son application deviendrait difficile, aux indications qu'elle ne pourrait pas remplir, il paraît bien légitime de rechercher si d'autres méthodes peuvent donner des résultats à peu près équivalents.

Soumis moi-même, avec avantage, il y a deux ans au traitement de M. le professeur Teissier, par le naphtol α et la quinine, et ayant pu en apprécier personnellement les effets, il m'a paru intéressant d'étudier cette méthode d'une façon plus générale, d'en rechercher les résultats d'ensemble et de les faire connaître, en m'appuyant sur une nombreuse série d'observations recueillies sans parti pris, pendant un nombre d'années déjà imposant.

CONTRIBUTION A L'ÉTUDE

DE

L'ANTISEPSIE INTESTINALE

DANS LA FIÈVRE TYPHOIDE

HISTORIQUE ET EXPOSÉ DE LA MÉTHODE

En 1890, M. le professeur Teissier présentait à l'Association française pour l'avancement des sciences, au Congrès de Limoges, un mode nouveau de traitement de la fièvre typhoïde, dont il avait déjà pu apprécier les bons effets chez un certain nombre de malades de son service, et il exposait sa méthode en ces termes :

« 1° Matin et soir, un cachet de naphtol α de o gr. 40 avec o gr. 25 de salicylate de bismuth ;

« 2° Quatre lavements froids en vingt-quatre heures pour entretenir la diurèse ;

« 3° Après le lavement froid de l'après-midi un lavement de 4 grammes d'extrait de quina et 0,60 à 1 gramme de sulfate de quinine, dissous dans de l'infusion de valériane comme tonique, antithermique ;

« 4° Enfin un régime composé surtout de 300 grammes de vin de Bordeaux, de lait et d'un peu de bouillon suivant le cas. »

La même année, Marotte[1], dans sa thèse faisait une

[1] Marotte, th. de Lyon, 1890.

excellente étude de ce même traitement et de ses effets, avec plusieurs observations à l'appui, et consacrait en outre une partie importante de son travail à l'étude de la toxicité urinaire chez tous ses malades.

Douze ans se sont écoulés depuis la publication de ces travaux et un nombre considérable de malades ont été traités par la méthode proposée. La statistique, que nous allons dresser, va nous permettre de constater si les résultats se sont maintenus aussi favorables qu'on pouvait l'espérer en 1890 au moment où le traitement était encore à ses débuts.

Et pour ce faire, nous devons, dès le commencement de ce travail, placer nos observations en tableaux, nous en tirerons tous les renseignements statistiques intéressants.

Puis nous ferons une étude rapide des médicaments employés et de la façon dont ils agissent pour arriver aux résultats obtenus.

CHAPITRE PREMIER

RENSEIGNEMENTS GÉNÉRAUX SUR LA MANIÈRE DONT NOUS AVONS COMPOSÉ NOS TABLEAUX D'OBSERVATIONS.

La statistique que nous allons publier porte sur toutes les observations de typhiques traités par le naphtol et que nous avons pu retrouver dans la collection de M. Teissier, et cela depuis le début de l'application de la méthode, en 1889 jusqu'en 1900 compris, c'est-à-dire sur une période de douze années.

Le nombre des observations qu'il nous a été possible de rassembler s'élève à 150 et, en comptant mon observation personnelle, à 151.

Elles ne représentent pas le nombre total des typhiques traités dans le service de M. Teissier; car, ainsi que nous avons pu nous en rendre compte, pendant les recherches et le classement que nous avons faits dans cette collection, un nombre assez considérable de malades ont été soumis à d'autres traitements : soit antipyrine, salicylate de soude, balnéation., etc., notre maître ayant voulu étudier et comparer entre eux les résultats donnés par chacune de ces diverses méthodes.

Nous avons rangé ces 151 observations par ordre de date, et nous avons résumé chacune d'elle de façon à la présenter en un tableau aussi complet que possible. Nos tableaux se composent de 14 colonnes d'inégale importance, suivant les matières auxquelles elles sont destinées.

La première colonne porte le numéro d'ordre ; donne les renseignements généraux : sexe, âge, profession, date d'entrée et de sortie.

La deuxième et la troisième sont consacrées au traitement, la deuxième étant spécialement réservée à la date du début et de la cessation du traitement naphtol-quinine, la troisième au traitement associé : bains, lotions, etc.

La quatrième colonne porte l'indication du séro-diagnostic s'il y a lieu.

La cinquième contient les antécédents du malade et approximativement la date du début de sa maladie.

La sixième donne la durée de la fièvre à dater du début du traitement, ainsi que la température la plus élevée.

Dans la septième colonne sont exposés tous les symptômes abdominaux et digestifs présentés par le malade avec leur évolution, s'il y a lieu.

Dans la huitième, nous trouvons l'état du cœur, du pouls, l'indication de la pression artérielle si elle a été prise.

La neuvième relate l'état des urines, la présence ou non de l'albumine et de sa disparition.

La dixième nous donne les symptômes nerveux ;

La onzième, les autres signes présentés par le malade et, en particulier, les symptômes pulmonaires.

Enfin, dans la douzième, nous avons placé les complications ; dans la treizième les rechutes et dans la quatorzième la nature de la terminaison.

———————

NOTA. — Valeur des abréviations contenues dans les tableaux :

A, H. Antécédents héréditaires.
A. P.   —   personnels.
M. A. Maladie actuelle.
P. A. Pression artérielle.
S. D. Séro-Diagnostic.

NOM, ÂGE Entrée, Sortie.	TRAITEMENT Spécifique	Associé	SÉRO-DIAG.	ANTÉCÉDENTS	Température. Durée de la fièvre depuis le début du traitement.	CŒUR ET POULS	URINE Albumine	S. DIGESTIF	S. NERVEUX	S. DIVERS Poumon. État général.	Complications	Rechute	Terminaison
1. Lauicia, 23 ans, piqueuse de bottines, salle Montazet, n° 17. Entrée le 14 décemb. 1889, sortie le 20 janv. 1890, in thèse Marotte.	20 déc. Début du traitement 28 déc. Cessation. Durée, 8 jours.	7 janvier 1890. On donne antipyrine p. se grippe.		AH. Père mort diabétique à 62 ans, mère morte à la ménopause. 5 frères et sœurs bien portants. AH. A 18 ans, chloro-anémia. Il y a 2 mois, monoarthrite du poignet droit ? Début gonococce ? Début de la maladie actuelle il y a 8 jours.	14 décembre, 39°9. 20 décembre, 40°9. Début du traitement : La fièvre baisse par période de 4 jours. 23 décembre, apyrexie. Durée 8 jours. 7 janvier. Grippe.	14 déc. pouls dicrote régulier, rapide 120.	14 déc, un peu d'albumine.	Début. Inappétence, vomissement. 14 décembre, langue saburrale, rouge sur les bords. Douleurs et gargouillement dans la fosse iliaque droite, constipation. 5 taches rosées douteuses. Rate grosse. 2 janvier, alimentation.	Début. Céphalée. 14 déc., céphalée disparue. 24 déc., retour de la céphalée.	Début. Perte des forces. 19 déc. Quelques râles de bronchite. 24 déc. Toux assez fréquente.	7 janvier. Grippe avec frissons et céphalée.		Guérison.
2. Philomène, 19 ans, domestique, 3e femmes, n° 48. Entrée le 10 mars 1890, sortie le 21 avril 1890, in thèse Marotte.	10 mars Début du traitement 19 mars. On supprime un cachet. Suppression du 21 cachet. Durée 13 jours.			AH. Rien. AP. Bonne santé, habite Lyon depuis a mois et demi. MA. Début il y a 4 jours.	10 mars, 40°4. Chute par 4 jours. 20 mars, apyrexie. Durée, 10 jours.	10 mars, bruits faibles, pouls dicrote, 0,50. 17 mars, bruit de galop disparait. 26 mars, dicrotisme disparu, 1er bruit un peu sourd. (Tracé pris les 22 et 26 mars.)	10 mars, albumine, 0,50.	Début. Vomissement, constipation. 10 mars, langue saburrale, rouge sur les bords. Météorisme léger. Gargouillement, dans F. I. D. Diarrhée abondante. Rate douloureuse hypertrophiée. 12 mars, quelques taches rosées. 14 mars, éruption généralisée de taches rosées. Selles verdâtres. 15 mars, légère angine. Vomissements répétés. 19 mars, rate à peine sensible.	Début. Céphalée. 10 mars. Prostration.	10 mars. Respiration un peu obscure à droite. 10 avril. Poids, 68 kilos. Convalescence rapide. 21 avril. La malade part à la campagne.			Guérison.
3. An., domestique, 22 ans, 3e femmes, n° 48. Entrée le 20 mars 1890, sortie le 2 mai in thèse Marotte.	21 mars 2 cachets. Suppression. 27 avril Naphtol à nouveau pendt qq. jours. (La maladie a des poussées de coliques hépatiques.)	Morphine en injection.		AH. Père mort âgé, mère bien portante. Frères et sœurs bien portants. AP. Bonne santé habituelle. Réglée à 15 ans, irrégulièrement. Accouchement il y a 2 ans. MA. Début il y a 8 jours.	20 mars, 40°6. 10 avril, apyrexie. Durée, 12 jours. 17 avril, 41°2. 12 avril, 37°6.	21 mars, rien au cœur. PA. 14 à 15. pouls, 100.	21 mars, albuminurie légère.	21 mars, météorisme. Douleur vive et gargouillement dans la fosse iliaque droite. 10 taches rosées. Constipation opiniâtre. 22 mars, quelques taches rosées douteuses. 23 mars, taches rosées nettes. 24 mars, rate grosse, taches rosées plus abondante. 25 mars, diarrhée.	Début. Céphalée violente, douleur à la nuque. Bourdonnement d'oreille. 22 mars. Prostration. 22 mars. Délire la nuit.	21 mai. Pommettes rouges. Toux fréquente. Congestion pulmonaire aux deux bases. Poids, 33 kilos. 22 mai. Rash scarlatiforme très net sur les avant-bras, figure, thorax et le dos.	9 avril. Douleur vive dans région hépatique. 10 avril. Id. 11 avril. Id. Vomissement bilieux, subictère. T. 41°2. Poussées de coliques hépatiques.		Guérison.
4. Idalie, sans profession, 20 ans, salle Montazet, n° 12. Entrée le 8 avril 1890.	10 avril 2 cachets. 16 avril. Suppression.			AH. Rien. AP. Bonne santé, habite Lyon depuis 3 mois et demi.	8 av. 40°5. 10 av. 40°4. 8 avril, apyrexie 3 jours.	8 avril, bruits éclatants, souffle extra-cardiaque à la base.	8 avril, albumine 0,50, 12 avril, albumine disparu.	8 avril, anorexie. Langue rôtie. Météorisme. Douleur abdominale. Plusieurs taches rosées. Rate grosse. 10 avril, diarrhée très abondante.	Début. Céphalée violente et somnolence. 8 avril. Id. Rai-	Début. Frissons. 8 avril. Aspect typhique. Regard fixe. Toux fré-			Guérison.

NOM, AGE Entrée, Sortie	TRAITEMENT Spécifique	Associé	S. D.	ANTÉCÉDENTS	Température. Durée de la fièvre depuis le début du traitement	CŒUR ET POULS	URINE Albumine	S. DIGESTIF	S. NERVEUX	S. DIVERS Poumons. État général	Complications	Rechute	Terrain jours
1890, sortie le 26 avril 1890, in thèse Marotte.	Durée, 7 jours.			MA. Début il y a 10 jours. Durée, 7 jours.	16 avril, apyrexie.	Pouls dur faible dicrote. P.A. 14 à 15. 12 avril, pouls, 100, dicrotisme. 14 avril, galop mesosystolique. 15 avril, disparition du dicrotisme.		dante. 12 avril, rate 8 centimètres. Diarrhée diminuée. 15 avril, rate 7 centimètres. 18 avril, rate 4 centimètres. 26 avril, rate normale.	dur de la nuque	quena. Bronchite aux bases. 14 avril. Amélioration très notable de l'état général.			
5. M., employée de magasin, 18 ans, 3e femmes, n° 48. Entrée le 21 avril 1890, sortie le 7 juin, in thèse Marotte.	22 avril. 2 cachets. 25 avril. 3 cachets. 30 avril. 2 cachets. 8 mai. 1 cachet. 11 mai. Suppression. Durée, 19 jours.			AH. Rien. AP. Réglée à 13 ans, irrégulièrement. Très altérée. Boit beaucoup d'eau. MA. Début le 15 avril, il y a 6 jours.	21 av. 40°8. souffle apyrexie. Durée 13 jours.	23 mars, souffle extra-cardiaque à la pointe, pouls dicrote. 26 avril, redoublement du 1er bruit à la pointe, pouls dicrote, 96. 29 avril, pouls, 88. 30 avril, pouls, 76.	21 avril, urine 300 gr. albumine. 26 avril, la quantité d'urine augmentée. 28 avril, urine verte, plus d'albumine. 6 mai, albumine. 15 mai, réapparition de l'albumine, coincidant avec la poussée érythémateuse; coefficient urotoxique remonte ce qui écarte l'idée d'une néphrite. 28 mai l'albumine a disparu.	Début. Vomissements, soif très vive. 21 avril, langue saburrale, rouge sur les bords. Gargouillements et douleurs dans F.I.D. Taches rosées dans le ventre, les reins. Rate douloureuse, très hypertrophiée 14/9. Diarrhée. Selles involontaires. 22 avril, météorisme. 23 avril, diarrhée plus intense. 24 avril, rate diminue légèrement, taches rosées. 25 avril, diarrhée profuse, fétide, lèvres fuligineuse. 28 avril, amélioration. La malade ne perd plus ses matières. 29 avril, rate diminue, 9 centimètres. Angine.	Début. Céphalée. Vertiges. Bourdonnements d'oreille. Insomnie. Cauchemars. 21 avril. Prostration complète. Regard fixe. 22 avril, Céphalée atroce. 25 avril. Prostration très grande. Adynamie. Rêvasserie.	Début. Frissons. 21 avril. La malade se tient dans le décubitus dorsal. 4 mai. La malade se couche sur le côté. Pouls accéléré érythème papuleux en plaque.	4 mai. Apparition d'un érythème papuleux avec albumine et coefficient urotoxique élevé à la suite. 7 juin. La malade quitte le service. A gagné 10 kil.		Guérison.
6. Clémence, employée, 20 ans; Montazet, n° 10. Entrée le 20 avril 1900, sortie le 16 mai, in thèse Marotte.	24 avril. 2 cachets. 30 avril. 1 cachet. 1er mai. suppression des cachets. Durée 8 jours.			AH. AP. Réglée à 17 ans régulièrement. MA. Début le 7 avril, il y a 13 jours.	21 avril, 40°8. 1er mai, apyrexie. Durée, 13 jours.	Tracé sphygmographique.	27 avril. Urine très albumineuse. 26 avril. Urines vertes.	Début. Vomissements. 20 avril. Langue sèche. Gargouillements et douleurs oenseuses F. I. D. Rate grosse et douloureuse. Quelques taches rosées. Diarrhée. Vomissements. 26 avril. Langue rosée, humide; grande amélioration.	Début. Céphalée intense, bourdonnement d'oreille. 20 avril. Prostration profonde. 28 avril. Amélioration.	21 avril Epistaxis assez fort. Décubitus latéral. 30 avril. Décubitus dorsal. 5 mai. La malade se lève.			Guérison.

NOM, AGE Entrée, Sortie	TRAITEMENT Spécifique	TRAITEMENT Associé	S. D.	ANTÉCÉDENTS	Température. Durée de la fièvre depuis le début du traitement	CŒUR ET POULS	URINE Albumine	S. DIGESTIF	S. NERVEUX	S. DIVERS Poumons. État général	Complications	Rechute	Terminaison
7. Adèle, ménagère, 19 ans; 3e femmes, n° 40. Entrée le 27 avril 1890, sortie le 29 mai 1900 in thèse Marotte.	28 avril. 2 cachets. 5 mai. 1 cachet. Suppression. Durée 7 jours.			A H. Un frère ayant eu la fièvre typhoïde au mois de mars. A P. Réglée à 16 ans régulièrement. Mariée depuis 18 mois. Un accouchement normal il y a 8 mois. M A. Début il y a 15 jours environ.	27 avril. 39°9. 4 mai, apyrexie. Durée, 7 jours.	27 avril. Pouls faiblement dicrote. Bien au cœur.	27 avril. Urines légèrement albumineuses. 23 mai. L'albumine a disparu. Le coefficient de toxicité reste élevé après la fin de la maladie.	Début. État nauséeux. 27 avril. Langue saburrale, humide. Gargouillements dans fosse iliaque D. Rate un peu douloureuse, hypertrophiée. Taches rosées. Diarrhée fétide. 30 avril. Nouvelle poussée de taches rosées.	Début. Céphalée. Vertige, somnolence.	Début. Courbatures. Épistaxis répétées. 27 avril. Congestion de la glande mammaire. Rien au poumon.			Guérison.
8. Jeanne, employée, 17 ans; 3e femmes, n° 19. Entrée le 19 juin 1900, sortie le 28 juillet 1900 in thèse Marotte.	21 juin. 2 cachets. 23 juillet. 3 cachets. 25 juillet. 2 cachets. 3 cachets. 2 août. 5 août. Suppression du naphtol.	26 juin. Potion de Todd antimoine. lotions froides. 29 juin. On supprime les lotions.		A H. A P. M A. Début il y a 8 jours.	21 juin 40°4. 8 juillet, apyrexie. Durée, 18 jours.	19 juin. Léger souffle au 1er temps, dédoublement du 2e bruit. Pouls 130. 21 juin. Pouls 110. 26 juin. Pouls 130. 17 juin. Pouls dicrote. 9 juillet. Bruit de galop. souffle extra-cardiaque. 13 juillet. Bruit de galop atténué. Tracé sphygmographique	21 juin. Pas d'albumine. 23 juin. Albumine 0,30. 30 juin. Traces d'albumine. 3 juillet. Urines vertes.	Début. Diarrhée abondante. 19 juin. Langue rôtie, saburrale. Taches rosées nombreuses. Rate très grosse et très douloureuse. Douleurs et gargouillements dans F. I. D. Météorisme. Diarrhée très forte. 20 juin. Émission inconsciente des matières. 23 juin. Langue humide. Rate moins grosse et moins douloureuse. 26 juin. Disparition des taches rosées. 29 juin. Diarrhée. Mais la malade ne perd plus ses matières, abdomen moins météorisé. 2 juillet. Réveil très court des symptômes intestinaux, mais langue bonne. 9 juillet. Rate beaucoup diminuée.	Début. Céphalée violente. Cauchemars. 19 juin. Yeux ouverts, pupilles dilatées, prostration; délire. 23 juillet. Délire toujours. 25 juillet. Plus de délire.	Début. Frissons. Épistaxis. 19 juin. État général grave. Face violacée. Pommettes rouges. 26 juin. État général meilleur. 28 juin. Établissement des signes d'une pneumonie du sommet gauche. État général reste meilleur. 28 juin. Crachats rouillés. Dyspnée. 1er juillet. Pneumonie terminée. 7 juillet. La malade se lève. 28 juillet. La malade va à la campagne.	28 juin. Pneumonie du sommet gauche.		Guérison. 1er août. Guérison.
9. Joséphine, domestique, 30 ans; Moulanet, n° 14. Entrée le 21 juin 1900, sortie le 16 juillet 1900 in thèse Marotte.	23 juin. 2 cachets. Suppression. Durée 14 jours.			A H. (Père mort fluxion de poitrine. Mère et sœur bien portantes. A P. Réglée régulièrement. Influenza en janvier. M A. Début le 15 juin, il y a 6 jours.	22 juin. 40°2. 6 juillet, apyrexie. Durée, 14 jours.	21 juin. Pouls petit, rapide, léger galop présystolique. Souffle anémique à la base. 17 juin. Pouls 120. 1er juillet. Pouls 108.	23 juin. Albumine 0,30. Plus d'albumine.	Début. Diarrhée. 21 juin. Langue saburrale. Rate un peu grosse. Météorisme. Pas de douleur. Gargouillements dans fosse iliaque droite. Quelques taches rosées. Rate 10 centimètres. 27 juin. Rate 8 centimètres. Langue rosée, humide. 1er juillet. Alimentation.	21 juillet. Céphalée. Cauchemars.	Début. Lassitude et maux de tête.			Guérison.

NOM, AGE Entrée, Sortie	TRAITEMENT Spécifique	TRAITEMENT Associé	S. D.	ANTÉCÉDENTS	Température. Durée de la fièvre depuis le début du traitement.	CŒUR ET POULS	URINE Albumine.	S. DIGESTIF	S. NERVEUX	S. DIVERS Poumons - État général.	Complications	Rechute	Terminaison
10. N..., Catherine, luitière, 35 ans, Montsant, n° 6. Entrée le 27 août 1900, sortie le 12 septembre 1900.	30 août. 2 cachets. 9 sept. Suppression. Durée 12 jours.			A H. Mère morte d'un cancer du sein. A F. Mariée. Mari bien portant, 2 enfants bien portants. Réglée à 17 ans, régulièrement. Goître volumineux depuis 16 ans. Gangl. cervicaux depuis l'enfance. M A. Début il y a une vingtaine de jours.	26 août. 40°5. 7 septembre,apyrexie. Durée, 14 jours.	29 août. Rien. 30 août. Léger galop. 31 août. Pouls 120.Persistance du galop. 1er septembre. Pouls 120. 10 septembre. Galop persiste, léger souffle au 1er bruit.	20 août. Urines claires, albumine. Abondante quantité d'urine, 800 gr. 1er septembre. Albumine toujours considérable. 4 septembre. Urines a lit. 1/2. 10 septembre. Urines 1,200 gr., albumine persiste.	Début.Vomissements bilieux. 27 août. Langue saburrale, rouge sur les bords. Diarrhée accusée. Rate grosse. Pas de taches rosées. 30 août. Taches rosées. Pas de météorisme. Plus de diarrhée. 1er septembre. Ventre un peu ballonné. Pas de douleurs.	Début. Céphalée. 27 août. Céphalée disparaît.	Début.Frissons. 27 août. Râles ronflants et sifflants. Un peu d'obscurité au sommet D. en avant. 30 août. 4 h. lancées. 31 août. 4 h. lancées. 1er sept. Léger frissonnement.			Guérison.
11. P..., épicière, 23 ans 1/2; 3e femmes, n° 35. Entrée le 11 octobre 1900, sortie le 28 octobre 1900.	11 oct. 2 cachets. 16 oct. Suppression.			A H. Mère morte à 89 ans. Père, 2 sœurs, 1 frère, sont bien portants. A P. Réglée depuis 6 mois. A 10 ans, pelade et eczéma. M A. Début il y a 8 jours.	11 octobre. 40°2. 17 octobre, apyrexie. Durée, 6 jours.	11 octobre. Pouls lent, plein, un peu dicrote.	11 octobre. Léger disque d'albumine.	Début. Anorexie. 11 octobre. Langue sèche, saburrale, rouge sur les bords. Ventre dur, douloureux. Pas de taches rosées. Rate volumineuse.	Début. Céphalée. Douleurs lombaires. 11 octobre. Céphalée. Raideur de la nuque.	Début. Frissons.			Guérison.
12. B..., 28 ans, Montsant, n° 1. Entrée le 20 juin 1891, sortie le 24 juillet.	22 juin. 2 cachets. 29 juin. 18 août. Suppression. Durée, 28 jours.	27 juin. 3 bains tièdes. 30 juin. Lotions froides.		A H. A P. Métrite. Pas d'impaludisme. M A. Début il y a 6 jours.	20 juin. 39°9. 16 août. 37°6. Durée, 26 jours.	20 juin.Rien.	20 juin. Pas d'Albumine.	Début. Diarrhée anorexie. 20 juin. Facies coloré. Langue saburrale. Gargouillements dans la F. I. D. Une tache rosée. Rate grosse. Plus de diarrhée. 21 juin. Plusieurs taches rosées. 2 août. Langue humide. Rate normale.	Début. Céphalée. Douleurs dans la nuque et dans les reins. 20 juin. Id. 22 juin.	22 juin. Taches érythémateuses sur les membres. 23 juin. Congestion pulmonaire de la base droite.	23 avril. Erythème noueux.		Guérison.
13. V..., Marie, domestique, 37 ans,3e femmes,n° 48. Entrée le 3 oct. 1891,décédée le 13 octobre.	3 oct. 2 cachets. 6 oct. 3 cachets. 10 oct. Cessation du traitement. Durée, 8 jours.	8 oct Lotions froid. Cafèine. 9 oct. Id. 10 oct. 3 Injections de caféine. 14 oct. 4 cachets de salycylate de thétol.		A. H. A. P. Mariée, 1 enfant mort de bronchite. Boit de l'eau de la compagnie. Obésité.	3 novembre. 40°2. 8 novembre. 38°6. 8 novembre. 41°1. 11 novembre. 40°7. 13 novembre. Durée, 10 jours.	3 oct. Cœur faible. 10 oct. Cœur très faible. 10 oct. Pouls très petit, rapide. 156.	3 oct. Urine chargée en couleur, beaucoup d'albumine. 7 oct. On n'a pas pu avoir de l'urine. 8 oct. Id. 7 oct. Urines vertes.	Début. Inappétence, Vomissements. 3 oct. Langue saburrale.Constipation. Météorisme léger. Gargouillements. Rate n'est pas grosse. 6 oct. Taches rosées. 8 octobre. Langue rôtie. Rate grosse. 10 octobre. Id.	Début. Céphalée. 8 oct. Délire léger. 9 oct. Adynamie. Délire continu. 10 oct. Délire augmente.	6 oct. Quelques râles aux bases. 8 oct. Légers râles crépitants à la base droite. 9 oct. Congestion des deux côtés. Mauvais état général.	Autopsie. Ulcérations confluentes de l'intestin. Rate, 950 gr.		Mort.

NOM, AGE Entrée, Sortie.	TRAITEMENT Spécifique	TRAITEMENT Associé	S. D.	ANTÉCÉDENTS	Température, Durée de la fièvre depuis le début du traitement	CŒUR ET POULS	URINE Albumine.	S. DIGESTIF	S. NERVEUX	S. DIVERS Poumons, État général.	Complications	Rechute	Terminaison
14. L..., Pauline, ling., 24 ans, Montacci, n° 8. Entrée le 5 oct. 1891, décédée le 24 oct. 1891	5 oct. 5 cachets. Suppression. Durée, 13 jours.	10 oct. Bains fr⁶⁵. 19 oct. 11 oct. Caféine 120c. Id. 140c. Id. 160c. Id. 21 oct. Suppression des bains fr⁶⁵. 21 oct. Charbon de Belloc.		A. H. A. P. Réglée régulièrement Bonne santé habituelle. A. M. Début il y a 10 jours.	5 oct. 41°2. 21 oct. 39°2. Durée, 19 jours.	5 oct. rythme de galop. Pouls, un peu petit. 102 8 oct. Pouls 104. 12 oct. Pouls presque imperceptible. 14 octobre. Bruits mal frappés. 16 oct. Id.	5 oct. La malade n'urine pas spontanément. Par cathétérisme urine très colorée, albumine abondante. 8 oct. Urine varie.	Début. Diarrhée. 5 oct. Lèvres fuligineuses. Langue saburrale. Soif vive. Météorisme léger. Une tache rosée. Rate hypertrophiée. 8 octobre. Rate diminue de volume. 14 oct. Ventre très ballonné. Une selle. 16 oct. Id. Diarrhée. 21 oct. Ballonnement du ventre énorme.	Début. Céphalée. 5 oct. Abattement. Céphalée. 6 oct. Délire. 12 oct. Délire persiste.	11 oct. Congestion à la base du poumon. droit. Toux fréquente. 12 oct. Escharre au sacrum 18 oct. Œdème des membres inférieurs. 19 oct. L'œdème envahit le tronc et les membres supérieures.			Guérison.
15. V..., Marie-Claudine, apprêteuse, 28 ans, 3ᵉ femmes, n° 43. Entrée le 6 nov. 1891, sortie le 8 décembre.	7 nov. 2 cachets. Suppression. Durée, 11 jours.			A. H. Père mort à 41 ans, phtisique. Mère morte à 24 ans. M. inconnue. A. P. Bléphartite. 1 enfant mort en bas âge de diarrhée infantile. M. A. Paraît avoir débuté il y a 18 jours.	6 nov. 40°. 11 nov. 38°. 18 nov. apyrexie.	6 nov. Cœur faible. Bruits sourds surtout le 1ᵉʳ. Pouls petit, dépressible, rapide, 120, dicrote. 7 nov. P. A. 12. 11 nov. P. ga non-dicrote.	6 nov. Albumine. 7 nov. Légère trace d'albumine.	Début. Anorexie. Vomissements et diarrhée. 6 nov. Lèvres fuligineuses. Langue sèche, rôtie. Gorge sèche. Vomissements. Ballonnement. Deux taches rosées. Douleurs et gargouillements dans F. I. D. Rate grosse. 7 nov. Taches rosées à région lombaire. Incontinence des matières fécales. 11 nov. Amélioration. La malade a appétit. Langue sèche. 16 nov. Langue sèche. Réapparition des taches rosées. 18 nov. Amélioration. Langue humide.	Début. Céphalée. 6 nov. Prostration très grande. 11 nov. Amélioration.	6 nov. État général grave. Roulement des yeux. 6 nov. Sibilances surtout aux bases.	Dix jours après sa sortie prend des douleurs très vives avec un peu de fièvre. Pas de signe de rechute, probablement névrose postinfectieuse.		Guérison.
16. Gentil-Eugénie T..., 28 ans. Entrée le 7 nov. 1891, sortie le 22 janv. 1892.	7 nov. 2 cachets.	11 nov. Bains à 28° toutes les 3 heures. 12 nov. Bains à 22° 18 nov. Suppression des bains.		A. P. Père et mère morts d'affection inconnue. A. P. Bonne santé habituelle. Réglée à 16 ans régulièrement. Pertes blanches fréquentes. 2 enfants en bonne santé. 1 enfant mort en bas âge. M. A. Début il y a environ 18 jours.	7 nov. 39°9. 10 novembre. 40°3. 30 novembre. 39°2.	7 nov. Pouls régulier, 120. 10 nov. P. irrégulier av. intermittence. 128. P. A. 18. 22 novembre. Cœur s'est régularisé. 17 novembre. Pouls régulier dicrote, 108. 20 novembre. Pouls 130.	7 nov. Léger disque d'albumine. 10 nov. Albumine considérable. 18. 14 nov. Albumine toujours abondante.	Début. Diarrhée depuis 3 j. 7 nov. Langue blanche, rouge à la pointe. Légère rougeur à la gorge. Ventre ballonné. Douleurs et gargouillements dans F. I. D. a 3 taches rosées sur l'abdomen. Rate, trois travers de doigts. 14 nov. Diarrhée très forte. Lèvres fuligineuses. Langue sèche et saburrale. 20 nov. Diarrhée dure encore.	Début. Céphalée violente. Douleurs à la nuque. 7 nov. Céphalée. 13 nov. Délire la nuit. 14 nov. Pupilles dilatées. Délire violent. Délire d'action. Dédoublement de la personnalité. 18 nov. Délire toujours.	Début. Épistaxis légère. 13 nov. Frissons violents. 14 nov. État général mauvais. Faciès amaigri. 18 nov. Phlébite de la jambe gauche. 26 nov. Érysipèlateux ayant débuté vers une eschare de la fesse gauche.	18 novembre. Phlébite de la jambe gauche au niveau d'une varice située vers le genou.		Guérison.

NOM, AGE Entrée, Sortie.	TRAITEMENT Spécifique	Associé	S. D.	ANTÉCÉDENTS	Températures. Durée de la fièvre depuis le début du traitement.	CŒUR ET POULS	URINE Albumine.	S. DIGESTIF	S. NERVEUX	S. DIVERS Poumons, État général.	Complications	Rechute	Terminaison
17. G..., Jeanne, ajusteuse, 25 ans, 3ᵉ femmes, nº 21. Entrée le 28 déc. 1891, sortie le 21 janvier 1892.	28 déc. 2 cachets, 20 janv. Suppression. Durée, 22 jours.	29 déc. Bains tièdes.		A. H. Parents bien portants. 1 sœur morte à 29 ans, fièvre typhoïde.2 enfants bien portants. A. P. Pas de fausse couche. Ganglions dans l'enfance. Réglée régulièrement à 12 ans. Pertes blanches nombreuses. M. A. Début il y a 15 jours. Avait une fièvre typhoïde dans sa maison. Boit l'eau de la Compagnie.	28 décembre. T. 39°9. 9 janv. 39°. 11 janvier. 38° 20 janvier. apyrexie définitive.	28 décembre. Cœur sourd, le bruit est ronflant. Pouls dépressible, 106. 11 janvier. Pouls un peu faible, 110. tendance à l'embryocardie.	28 déc. Urine très colorée, rouge à nu. Pas d'albumine.	Début. Anorexie. Diarrhée. 28 déc. Lèvres fuligineuses. Langue très saburrale, rouge à la pointe. Sécheresse à la gorge. Soif très vive. Météorisme. Deux taches rosées très nettes. Pas de douleur mais gargouillements dans F. I. D. Rate, deux travers de doigts. 4 janvier Langue encore très rouge. 20 janv. La malade s'alimente.	Début. Céphalée qui a disparu à vue. 28 déc. Prostration légère. 4 janv. Encore un peu de torpeur.	Début. Petits frissons. 28 déc. Quelques râles sous crépitants à la base droite. 30 janv. Bon état général.			Guérison.
18. D..., Charlotte, 21 ans, Montazet, nº 15, 3ᵉ femmes. Entrée le 13 févr. 1892, sortie le 26 février 1892.	14 févr. 2 cachets. 28 févr. Suppression. Durée, 5 jours.			A. H. Père bien portant. Mère morte à 43 ans. Un frère mort à 10 ans. Scarlatine. Cinq frères morts en bas âge. A. P. Réglée à 12 ans 1/2, quelques pertes blanches. M. A. Début il y a 8 jours.	13 février. 39°8. 17 février. Apyrexie. Durée, 6 jours.	13 février. Pouls régulier, non dicr., 96. 16 février. Pouls, 96.	13 février. Albuminolégère.	Début. Inappétence. Constipation. 13 février. Langue sur les bords mais humide. Rougeur de la gorge. Ventre un peu ballonné. Rate très grosse. Pas de taches rosées.	Début. Céphalée ayant disparu depuis. 13 février. Pas de prostration, mais abattement léger.	Rien au poumon. 16 février. Bon état général.			Guérison.
19. T..., Marie, cuisinière, 26 ans, 3ᵉ femmes, nº 11. Entrée le 5 avril 1892, sortie le 28 mai.	5 avril, 2 cachets. 16 avril. Suppression. Durée, 23 jours.	19 avril, Bains par jour, toutes les trois h. pendant un jour. 27 avril. Suppression.		A. H. Parents bien portants. A. P. Rougeole et coqueluche. Bonne santé habituelle. M. A. Début il y a 8 jours.	5 avril. 20 avril. 40°2. 30 avril. Apyrexie. Durée, 25 jours.	5 avril. Cœur régulier. Pouls tendu sans dicrotisme, 100. 13 avril. Pouls faible, 120. 18 avril. Pouls 100. 23 avril. Pouls, 104, assez bon. 27 avril. Pouls 104.	5 avril. Traces d'albumine. 18 avril. Urine très abondante.	Début. Anorexie. Diarrhée depuis 4 jours. 5 avril. Langue saburrale, rouge sur les bords. Ventre ballonné. Gargouillements et douleurs dans F. I. D. Diarrhée assez forte. Deux ou trois taches rosées. Rate grosse. 18 avril. Vomissements, Diarrhée fétide. Clapotage stomacal. On sent la vésicule douloureuse. Ventre légèrement ballonné. Deux ou trois taches rosées. Rate normale. 23 avril. Incontinence d'urine et des matières fécales. 27 avril. Amélioration.	Début. Céphalée qui s'est atténuée. 8 avril. Pas de prostration. Un peu de céphalée et d'insomnie. 17 avril. Délire la nuit. Crise nerveuse. Dédoublement de la personnalité. 19 avril. Délire. Agitation. Contraction des masséters. Conjonctives très injectées.	Début. Frissons. 8 avril. Toux légère. 12 av. Épistaxis. 13 avril. Épistaxis. 16 avril. Légère congestion aux bases. 18 avril. Congestion. Expectoration blanche et visqueuse. 19 avril. 20 respirations par minute. 23 avril. 20 respirations par minute. 27 avril. Amé-			Guérison.

NOM, ÂGE Entrée, Sortie	TRAITEMENT Spécifique	Associé	S. D.	ANTÉCÉDENTS	Température Durée de la fièvre depuis le début du traitement	CŒUR ET POULS	URINE Albumine	S. DIGESTIF	S. NERVEUX	S. DIVERS Poumon État général	Complications	Résultats	Terminaison
20. M... Marie, cuisin⁾ᵉ, 3e ans, 3e femme, n° 26. Entrée le 21 juin 1892, sortie le 26 juillet 1892.	21 juin. 2 cachets. 20 juill. Cessation. Durée, 29 jours.		Examen du sang, est négatif.	A. H. A. P. M. A. Début est-il y a un mois. Précédé d'une période de trois semaines d'embarras gastrique.	21 juin. 40°3. 18 juillet. Apyrexie. Durée, 27 jours.	21 juin. Cœur normal. Pouls bon, 96. 27 juin. Bruits du cœur sont un peu mous et lointains, mais nets. P. A., 17.	21 juin. Urine aux 3 anneaux. Colorant, albumine, urates.	Début. Coliques. Météorisme. Constipation pendant trois semaines. Hémorragie intestinale abondante au 13e jour. Diarrhée intense, très fétide (15-20 selles par jour). Quelques taches rosées. 21 juin. Langue sèche, noirâtre. Anorexie marquée. Ventre ballonné. Douleurs à la pression. Rate très grosse. Quelques taches rosées.	Début. Céphalée intense, surtout nocturne. Bourdonnements d'oreilles. 21 juin. Céphalée un peu forte. Étourdissements. Tendance syncopale.	20 avril. Plus calme. Trismus disparut. 23 avril. Délire et coma alternatifs. Cas hydrencéphalique. 27 avril. Amélioration. — Début. Grande faiblesse. 22 juillet. État général peu satisfaisant.	Hémorragies intestinales, très abondante au 13e jour, avant le traitement.		Guérison.
21. L... Marie, canu⁾ᵉ, 31 ans, Moniszot, n° 8. Entrée le 11 décembre 1892, sortie le 28 janvier 1893.	11 nov. 2 cachets. Suppression. Durée, 38 jours.	12 déc. Bains à 32° toutes les trois h. 14 déc. Bains à 30°, id. 16 déc. Bains à 28°, id. 22 déc. Suppression des bains. Ventouses scarifiées. 24 déc. Bains à 28°. Caféine. 31 déc. Suppres.		A. H. Père bien portant. Mère cardiaque. Frères et sœurs en bonne santé. A. P. Rougeole. Trois enfants, à mort en bas âge de convulsions il y a 6 mois. Métinhages. Avortement. 10 octobre. Fausse couche. Néphrite aiguë. Urémie. Hypémanie. M. A. Début il y a 8 jours.	11 décembre. Apyrexie. Durée, 37 jours.	11 décembre. Pouls 20-6, 17 janvier. Pouls dicrote fort régulier, 112. Souffle systolique dans bruits de galop. 22 décembre. Pouls, 130. 23 décembre. Pouls, 152. 25 décembre. Pouls, 128, faible. 26 décembre. Pouls, 120. Le cœur se maintient bien. 5 janvier. Pouls, 112. Cœur bon, pas de souffle. 17 janvier. Le cœur est bon.	11 décembre. Urines foncées albumineuses. 28 décembre. Rétention d'urine.	Début. Coliques et diarrhée fétide. 11 décembre. Vomissements. État nauséeux. Langue saburrale mais humide. Ventre un peu ballonné. Ni douleurs, ni gargouillements. Quelques taches rosées. Rate, 3 travers de doigt. 14 décembre. Diarrhée abondante. Taches rosées affluentes. 28 décembre. Faciès altéré. Langue sèche. Ventre très ballonné. 26 décembre. Diarrhée diminuée. 17 janvier. La malade s'alimente.	Début. Céphalée. 16 décembre. Ataxo-adynamie. Délire tranquille. 23 décembre. Délire violent. Cris continus. Convulsions. Contractions. Inégalité pupillaire. Aspect méningitique. 26 décembre. Amélioration notable. Un peu de délire tranquille. 28 décembre. Délire continu. Carphologie. 4 janvier. Plus de symptôme méningitique. Le délire n'est plus que nocturne.	Début. Malaise et lassitude. 16 décembre. Bronchite disséminée. 22 déc. Dyspnée très vive. Toux fréquente. Râles humides, très fins aux bases. 26 déc. État général très grave. 28 déc. État général très mauvais. 30 déc. Amélioration. Dyspnée diminue. Râles plus gros. 4 janvier. Dyspnée a cessé. Gros râles ronflants et sibilant.	3 janvier. Otite gauche suppurée.		Guérison.

NOM, AGE Entrée. Sortie.	TRAITEMENT Spécifique	TRAITEMENT Associé	S. D.	ANTÉCÉDENTS	Température. Durée de la fièvre depuis le début du traitement.	CŒUR ET POULS	URINE Albumine.	S. DIGESTIF	S. NERVEUX	S. DIVERS Poumons. État général.	Complications	Rechuto	Terminaison
22. R..., L**., cuisin., 23 ans. Montanet, n° 8. Entrée le 15 novembre 1892, sortie le 22 janvier 1893.	28 nov. 2 cachets. Cessation. Durée, 26 jours.	16 nov. Bains à 22° toutes les trois h. 20 nov. Bains à 26°. Caféine. 21 nov. Suppres. Antipyr. 8 gr. caf. 29 nov. Suppres. de l'antipyrine. B° à 28°. 25 nov. Bains à 30°, un p° jour.		A. H. Parents bien portants. A. P. Santé bonne. Boit l'eau de la Compagnie. Malade depuis un mois. M. A. Début il y a 8 jours.	17 novembre. 40°9. 26 novembre. 40°2. 20 décembre. Apyrexie. Durée totale, 35 j. Durée, depuis le traitement par le naphtol, 24 jours.	15 novembre. Cœur régulier. Le 1er bruit est un peu sourd, prolongé. Pouls fort, régulier. 18 novembre. Pouls,124. 19 novembre. Pouls rapide, 136. Cœur faible, bruit sourd, presque imperceptible. 21 novembre. Cœur faible. Pouls,132. 26 novembre.Pouls,140. 27 novembre.Pouls,152. 28 novembre.Pouls,150. 4 décembre. Pouls, 140. 20 décembre.Pouls,100.	15 novembre. Urine très albumineuse. 23 novembre. Albumine intense. Œdème. Vis. bouffi.	*Début.* Vomissements. 15 novembre. Langue saburrale, rouge sur les bords, très sèche. Un peu de rougeur du larynx et du voile. Diarrhée depuis 2 jours. Ventre ballonné. Gargouillements dans F. I. D. Rate, a travers de doigts. 19 novembre. Langue très sèche, très fuligineuse. 23 novembre. Ventre très ballonné.Visage très bouffi. Œdème généralisé. Langue sèche. Soif très vive. 4 décembre. Amélioration.	*Début.* Céphalée. 18 novembre. Délire constant. 19 nov. Syncope dans le bain. 21 nov. Syncope dans le bain. 20 nov. Syncope dans bain à 28°.	*Début.* Sensation de faiblesse 15 nov. Un peu de toux. Rale de bronchite disseminées. 16 nov. Bronchite s'accentue. 4 déc. Amélioration.	10 ijanvier. Grippe légère pendant la convalescence		Guérison.
23. C..., Rosalie, domestique, 18 ans.3e femmes, n° 11. Entrée le 26 mars 1893.Sortie le 15 mai 1893.	26 mars. 2 cachets. 18 avril. Cessation. Durée, 22 jours.	26 mars. Bains à 28° toutes les 3 heures. 8 avril. Suppression.		A. H. Rien. A. P. Rien. M. A. Début il y a 8 jours.	27 mars, 39°8. 25 mars, 40°6. 16 avril. Apyrexie. Durée, 20 jours.	26 mars. Pouls réguliers très élevés, très discrets 178. Bruits un peu sourd. Dédoublement du 1er bruit.	24 mars. Urine limpide très albumineuse.	*Début.* Anorexie. Diarrhée. 26 mars. Langue sèche, fuligineuse. Diarrhée abondante, fétide. Météorisme marqué. Douleur et gargouillement dans F. I. D. Rate, 3 travers de doigt. Taches rondes très nombreuses avec beaucoup de sudamina.	*Début.* Céphalée. 26 mars. Prostration.	*Début.* Frissons. Epistaxis. 26 mars. Dyespnée assez vive. Submatité aux bases. Respiration un peu soufflante avec râles fins. Bronchite dans le reste du poumon. 18 avril, bon état général, la fièvre a évolué régulièrement.			Guérison.
24. R..., Marie, passementière, 26 ans. 3e femmes, n° 10. Entrée le 28 mars 1893. Sortie le 12 mai 1893.	29 mars. 2 cachets. 28 avril. Cessation. Durée, 14 jours.	2 mars. Caféine et les soirs.		A. H. Une sœur ayant la fièvre typhoïde qu'elle a soignée. A. P. Variole. Fistule cornée	29 mars, 40°4. 20 avril. Apyrexie. Durée, 22 jours.	28 mars. Frénissement catastre. Rougement diastolique. Déddoublement du 2e bruit. Pouls	20 mars. Pas d'albumine.	*Début.* Anorexie. Diarrhée. 28 mars. Langue sèche, saburrale, rouge sur les bords. Rougeur du pharynx et du voile. Ventre ballonné. Diarrhée. Douleur. Gargouillement dans F. I. D. Rate grosse, douloureuse	28 mars. Prostration. 31 mars. Prostration grande. Etat subaycnocapt.	*Début.* Frissons. 28 mars. Toux fréquente. Expectoration muqueuse. Bronchite dans tout le pou-			Guérison.

NOM, ÂGE Entrée, Sortie.	TRAITEMENT		S. D.	ANTÉCÉDENTS	Température. Durée de la fièvre depuis le début du traitement.	CŒUR ET POULS	URINE. Albumine.	S. DIGESTIF	S. NERVEUX	S. DIVERS Poumons. État général.	Complications	Rechute	Terminaison
	Spécifique	Associé											
				anne. Fièvre typhoïde dans l'enfance. Rhumatisme articulaire aigu il y a 4 ans. Réglée à 12 ans régulièrement. M. A. Début il y a 2 semaines.		fort, 120. 4 avril. Plus de rythme mitral. Bruit de galop présystolique. 18 avril. Pouls bon. Plus de galop. Les bruits primitifs ont reparu.		4 avril. Langue rôtie et fuligineuse. 18 avril. Amélioration. Langue humide.		mon. Congestion légère à la base droite. 18 avril, la malade demande à manger.			
25. C..., Auguetine, domestique, 21 ans. 3e femmes, n° 16. Entrée le 22 mai 1893. Sortie le 24 juillet 1893.	23 mai, 2 cachets. 7 juin. Suppression. Durée, 15 jours.			A. H. Rien. A. P. Réglée à 12 ans régulièrement. Pas de maladies graves. Bonne santé habituelle. M. A. Début il y a 15 jours.	23 mai, 39°8. 5 juin. Apyrexie. Durée, 13 jours.	22 mai. Cœur régulier.	22 mai. Urine. Albumine assez forte.	Début. Constipation. Inappétence. 22 mai. Langue sèche, saburrale. Lèvres fuligineuses. Taches rosées très nombreuses. Douleur dans F. I. D. Pas de gargouillement. Rate normale.	Début. Céphalée, courbature. 22 mai. Céphalée courbature.	Début. Epistaxis. 22 mai. Expectoration jaune. Râles fins aux bases. Epistaxis très abondant.			Guérison.
26. P..., Anna, ménagère, 24 ans. 3e femmes, n° 12. Entrée le 9 juin 1893 Sortie le 9 juillet 1893.	26 mai, 2 cachets. 2 juin. Suppression. Durée, 21 jours.	25 mai. Lotions froides. 31 mai. Bains 33°.		A. H. Rien. A. P. Mariée, 1 enfant bien portant. Grippe. M. A. Début il y a 20 jours.	26 mai, 40°2. 16 juin. Apyrexie. Durée, 20 jours.	24 mai. 1er bruit est soufflant, parfois dédoublé. 26 mai. Pouls bon.	24 mai. Pas d'albumine.	24 mai. Langue sèche, rôtie. Angine. Ventre ballonné. Rares douleurs. Gargouillement dans F. I. D. Taches rosées très nombreuses. Quelques vomissements alimentaires.	Début. Céphalée. Bourdonnement d'oreille. Surdité bilatérale 28 mai. Prostration. 2 juin. Prostration.	24 mai. Sibilance dans tout les poumons, à la base droit, submatité et râles crépitants. 8 juin. Expectoration muco-purulente.			Guérison.
27. B..., L..., glottère, 24 ans. 3e femmes, n° 7. Entrée le 21 mai 1893. Sortie le 16 juillet 1893.	27 mai, 2 cachets. 7 juin. Cessation. Durée, 11 jours. 14 juin. 2 cachets. 4 juillet. Cessation. Durée, 20 jours.			A. H. Rien. A. P. Rien. M. A. Début il y a 15 jours.	27 mai, 39°5. 6 juin. Apyrexie. Durée, 10 jours. 16 juin 40°5. Apyrexie. 17 jours.	27 mai. Dicrotisme. Pouls, 122.	27 mai. Urines très albumineuses.	Début. Anorexie. Constipation Soif vive. 27 mai. Quelques taches rosées. Langue saburrale, rouge sur les bords. Gargouillement dans la F. I. D. Rate, 3 doigts.	Début. Céphalée. la nuque. 27 mai. Bourdonnement d'oreille. Surdité.	27 mai. Inspiration légèrement humide.		1 rechute.	Guérison.
28. P..., Mathilde, couturière, 28 ans. 3e femmes. Entrée le 13 juin 1893. Sortie la 11 juillet 1893.	16 juin, 2 cachets. 27 juin. Cessation. Durée. 11 jours.			A. H. Rien. A. P. Bonne santé. Réglée à 14 ans régulièrement. M. A. Début il y a 6 jours. Ses sœurs avaient	16 juin, 39°9. 26 juin Apyrexie. Durée, 10 jours.	16 juin. Cœur et pouls régulier.	16 juin. Pas d'albumine.	Début. Anorexie. Diarrhée. 16 juin. Langue blanche, rouge sur les bords. Ventre un peu ballonné et douloureux. Gargouillement dans F. I. D. Quelques taches rosées, lenticulaires. Rate 3 travers de doigt.	Début. Céphalée, courbature.	Début. Epistaxis. Rien aux poumons.			Guérison.

NOM, AGE Entrée, Sortie	TRAITEMENT Spécifique	TRAITEMENT Associé	S. D.	ANTÉCÉDENTS	Température. Durée de la fièvre depuis le début du traitement.	CŒUR ET POULS	URINE Albumine.	S. DIGESTIF	S. NERVEUX	S. DIVERS Poumons. État général.	Complications	Rechute	Terminaison
29. T..., Marie, ménagère, 28 ans. 3ᵉ femmes, nº 40. Entrée le 24 juin 1893. Sortie le 12 août 1893.	24 juin. 2 cachets. 27 juil. Cessation. Durée, 33 jours.	27 juin. Caféine. 8 juillet. Lotions froides.		la fièvre typh., mais la malade ne les a pas vues. A. H. Rien. A. P. Mariée. 1 enfant bien portant. M. A. Début il y a 20 jours.	24 juin, 40°3. 24 juillet. Apyrexie. Durée, 30 jours.	24 juin. . Bruits régulier. 1ᵉʳ bruit un peu ronflant. 1ᵉʳ juillet. Bruit de galop présystolique. Pouls petit et rapide.	24 juin. Pas d'albumine. 29 avril. Un peu d'albumine. 7 août. Pas d'albumine.	*Début.* Diarrhée. 24 juin. Langue sèche, rouge sur les bords. Ventre un peu ballonné. Douleur et gargouillement dans F. I. D. Taches rosées discrètes. Diarrhée. Rate, 3 travers de doigt. 10 juillet. Taches rosées nouvelles. Rate grosse. 17 juillet. Rate volumineuse. Rechute	*Début.* Céphalée. 29 juin. Délire d'accusation. 15 juillet. peu de délire.	*Début.* Epistaxis. 8 juillet. Toux légère. Expectoration muqueuse. 28 juillet. Amélioration définitive de l'état général; la malade mange.	Recrudescence.	La malade a eu 2 poussées sans apyrexie entre elles.	Guérison.
30. N.... J..., corsetière, 17 ans, 3ᵉ femmes, nº 8. Entrée le 24 juin 1893. Sortie le 2 août 1893.	26 juin. 2 cachets. 8 juillet. Cessation. Durée, 13 jours.			A. H. Père bien portant. Mère morte d'une fluxion de poitrine, avait eu la fièvre typhoïde dans sa jeunesse. A. P. Adénopathie des ganglions mésentériques. Anémie il y a 2 ans. M. A. Début il y a 15 jours.	26 juin, 40 degrés. 7 juillet. Apyrexie. Durée, 13 jours.	26 juin. 1ᵉʳ bruit légèrement soufflant. Éclat du 2ᵉ bruit. Pouls non dicrote. 1ᵉʳ juillet. Arythmie légère.	24 juin. Pas d'albumine.	*Début.* Angine légère. Constipation. 24 juin. Anorexie. Soif vive. Tympanisme. Gargouillement dans F. I. D. Rate, 4 travers de doigt. Pas de taches rosées. 28 juin. Diarrhée. 1ᵉʳ juillet. Quelques taches rosées.	*Début.* Céphalée. 27 juin. Céphalée.	*Début.* Epistaxis légère. 24 juin. Rien aux poumons.			Guérison.
31. B..., Jeannette, ménagère, 44 ans. 3ᵉ femmes, nº 10. Entrée le 15 juillet 1893. Sortie le 12 août 1893.	15 juil. 2 cachets. Suppression. Durée, 5 jours.			A. H. Un frère mort d'un refroidies! Sœur morie à 2 ans. A. P. Réglée à 15 ans régulièrement. Ménopause il y a 3 mois. Mariée à 31 ans. Mari bien portant. Une fille aveugle ayant la fièvre typhoïde. Une fille ayant la fièvre typhoïde, morte traitée de pneumonie, 41 ans. Douleurs nerveuses. M. A. Début il y a 15 jours.	15 juillet, 39°4. 27 juillet. Apyrexie. Durée, 10 jours.	15 juillet. Bruits un peu sourds. Artères dures, un peu athéromateuses. 17 juillet. P. A. 6.	15 juillet. Beaucoup d'albumine.	*Début.* Diarrhée. Anorexie. Soif vive. Douleur et gargouillement dans F. I. D. Rate normale. Langue saburrale, rouge sur les bords.	*Début.* Céphalée.	*Début.* Lassitude. Epistaxis. 15 juillet. Toux. Emphysème. Submatité au sommet droit. 18 juillet. Epistaxis abondante. 5 août. Perte sanguine assez considérable.			Guérison.

NOM, ÂGE Entrée, Sortie.	TRAITEMENT Spécifique	Associé	S. D.	ANTÉCÉDENTS	Température. Durée de la fièvre depuis le début du traitement.	CŒUR ET POULS	URINE Albumine.	S. DIGESTIF	S. NERVEUX	S. DIVERS Poumons. État général.	Complications	Rechuts	Terminaison
32. V... Lucie, ..., 11 ans 1/2, 3e femmes, n° 21. Entrée le 15 juillet 1893, sortie le 12 août 1893. (Fille de B... Voir précédents.)	18 juillet. 2 cachets. 21 juillet. Suppression. 6 jours.			A. H. Mère ayant la fièvre typhoïde, voir observation précédente. A. P. Coqueluche. Rougeole. Non réglée. M. A. Début il y a 11 jours, 3 jours après sa mère.	15 juillet. 40°6. Défervescence très rapide. 22 juillet. Apyrexie. Durée, 6 jours.	15 juillet. Léger souffle systolique. Pouls dicrote.	15 juillet. Albuminurie légère.	Début. Diarrhée forte. Vomissement. Anorexie. Soif vive. 15 juillet. Ventre ballonné. Douleur et gargouillement dans la fosse iliaque droite. Taches rosées. Rate grosse et douloureuse.	Début. Céphalée. 15 juillet. Un peu d'abattement qui disparaît.	Début. Epistaxis pendant 2 ou 3 jours. 15 juillet. Une épistaxis. Qques sibilances.			Guérison.
33. C... Marie, ménagère, 3a ans, Montaset, n° 7. Entrée le 26 septembre 1893. Sortie le 19 octobre 1893.	27 septembre. 2 cachets. 1er oct. Suppression. Durée, 4 jours.			A. H. Père mort. Mère bien portante. A. H. Mariée. Une fille bien portante. Pas de fausse couche. Scarlatine dans l'enfance. M. A. Début il y a 18 jours.	26 sept. 39°8. Chutes rapide. 1er octob. Apyrexie. Durée, 4 jours.	26 septembre. Rien.	26 septemb. Pas d'albumine.	26 septembre. Ventre ballonné. Taches rosées très nombreuses. Douleur et gargouillement dans la fosse iliaque droite. Diarrhée très abondante. Langue sèche et rôtie. Rate grosse.	Début. Céphalée. Délire d'accusation. 26 septembre. Délire d'accusation. Céphalée. 30 octobre. La malade n'a plus le délire.	26 septembre. Rien au poumon.			Guérison.
34. L... Joséphine, couturière, 18 ans. Montaset, n° 7. Entrée le 1er octobre 1893. Sortie le 27 octobre 1893.	2 octob. 2 cachets. 7 octob. Suppression, Durée, 6 jours.			A. H. Père bien portant. Mère morte de la variole à 37 ans. A. P. Rien. M. A. Début il y a 9 jours.	1er octob. 40 3. Défervescence rapide. 7 octobre. Apyrexie. Durée, 6 jours.	1er octobre. Rythme pendulaire.	1er octobre. Pas d'albumine.	11 octobre. — Rate un peu grosse. Langue sèche et saburrale.	Début. Céphalée.	Début. Lassitude générale. 1er octobre. Rien au poumon.			Guérison.
35. J... Emilie, garde-malade, 61 ans. Montaset, n° 5. Entrée le 3 octobre 1893. Sortie le 10 au 20 novembre 1893.	4 octob. 2 cachets. 23 oct. Durée, 20 jours.			A. H. Rien. A. P. Pleurésie de poitrine à 14 ans. Dysenterie 2 fois. Mariée. 4 enfants, dont 2 morts et une fausse couche. M. A. Début il y a 18 jours.	3 octobre. 40 degrés. 24 octob. Apyrexie. Durée, 21 jours.	3 octobre. Rien au cœur.	3 octobre. Pas d'albumine. 7 octobre. Un peu d'albumine.	3 octobre. Langue sèche, rôtie. Douleur peu nette. Gargouillement dans la fosse iliaque droite. Rate un peu grosse.	Début. Céphalée et courbature. 3 octobre. Céphalée et courbature.	3 octobre. Rien au poumon.			Guérison.
36. M... Mar..., domestique, 25 ans. 3e femmes, n° 5. Entrée le 9 octobre 1893. Sortie le 23 novembre 1893.	10 oct. 2 cachets. 14 oct. 18 oct. 2 cachets. 23 oct. Cessation.			A. H. Rien. A. P. Rien. M. A. Début il y a 10 jours.	10 octob. 40°6. 24 octob. Apyrexie. Durée, 15 jours.	11 octobre. Léger galop mésosystolique. 12 octobre. Pouls 102.	9 octobre. Albumine. 12 octobre. Albumine diminuée. 16 octobre. Albumine disparaît.	Début. Diarrhée. 9 octobre. Langue saburrale et sèche. Météorisme. Gargouillement et pression très douloureuse dans la fosse iliaque droite. Taches rosées très nombreuses. 11 octobre. Quelques vomis...	Début. Céphalée. 9 octobre. Céphalée.	Début. Epistaxis légère. 9 octobre. Sibilances dans les 2 poumons.			Guérison.

NOM, AGE Entrée, Sortie	TRAITEMENT Spécifique	Associé	S. D	ANTÉCÉDENTS	Température. Durée de la fièvre depuis le début du traitement	CŒUR ET POULS	URINE Albumine.	S. DIGESTIF	S. NERVEUX	S. DIVERS Poumons. État général.	Complex-jours	Rechute	Terminaison.
	Durée 14 jours.							soments porracés. 13 octobre. Quelques vomissements porracés.					
37. V... Claudine, domestique, 48 ans. 3e femmes, n° 21. Entrée le 9 oct 1893. Sortie le 24 novemb. 1893.	10 oct. 2 cachets. Cessation Durée 14 jours.	16 oct. Lotions froides. 21 oct. Ventouses.		A. H. Rien. A. P. Rien. M. A. Début il y a 12 jours.	9 octobre. 40°2. La température se maintient élevés pend. qque temps. 1er nov. Apyrexie. Durée, 22 jours.	9 octobre. Rien au cœur. 12 octobre. Pouls 80. 20 octobre. Pouls 120. 21 octobre. Pouls 118. 23 octobre. Pouls 96.	9 octobre. Pas d'album. 13 octobre. Pas d'album. 16 octobre. Albumine.	Début. Diarrhée. 9 octobre. Douleur et gargouillement dans la fosse iliaque droite. Taches rosées nombreuses. Rate grosse. Diarrhée. Langue très saburrale. 13 octobre. Pas de diarrhée. Langue dépouillée.	Début. Céphalée. 9 octobre. Surdité complète de puis qu'elle a pris de la quinine. Céphalée forte.	16 octobre. Sibilances et râles soufflants d. tout le poumon. Douleur vive dans l'épaule droite. 20 octobre. Respiration, 44. Toujours douleur vive dans l'épaule dr. 21 octobre. Respiration 40. Expectoration muco-purulente. Râles ronflants et sibilants.	12 novemb. Abcès dans la région dorsale que l'on ouvre. Le pus ne contient pas de bacille d'Eberth.		Guérison.
38. D... Marguerite, domestique, 23 ans. Montzcel, n° 3. Entrée le 11 oct. 1893. Sortie le 20 octobre 1893.	11 oct. 2 cachets. Suppression. Durée 4 jours.			A. H. Mère bien portante. A. P. bonne santé habituelle. M. A. Début il y a 15 jours.	11 octob. 39°5. Défervescence immédiate. 13 octob. Apyrexie. Durée, 3 jours.	11 octobre. Rien au cœur.	11 octobre. Pas d'album.	11 octobre. Langue sèche saburrale. Ventre légèrement ballonné. Taches rosées confluantes. Rate grosse.	Début. Céphalée. 11 octobre. Céphalée persistante.	Début. Malaise. Lassitude. 11 octobre. Rien aux poumons.			Guérison.
39. L... Marie, domestique, 20 ans. Montzcel, n° 7. Entrée le 30 octobre 1893. Morte le 14 nov.	6 nov. 3 cachets. 13 nov. Mort. Durée, 7 jours.			A. H. Père et mère mort. A. P. Chorée à 10 ans. n érysipelas à 14 ans. M. A. Début il y a 8 jours.	30 octob. 39°8. 3 novemb. 40°9. 6 novemb. 40°6. Naphtol et abaissement de la température jusqu'à 11 nov. 38°5. 12 nov. 39°2. Mort.	30 octobre. Pouls 150. 7 novembre. Pouls 140. 10 novembre. Pouls 140. Le pouls va jusqu'à 170.	30 octobre. Albumine très consid. pendant tout le cours de la maladie.	Début. Forte diarrhée. 30 octobre. Langue sèche, rôtie. Ventre ballonné. Douleur et gargouillement dans la fosse iliaque droite. Taches rosées abondantes. Vomissements qui durent pendant 5 jours et empêchent l'usage du naphtol. 6 novembre. Naphtol donné. Les symptômes abdominaux s'amendent ainsi que la température, mais l'état général reste très grave.	Début. Céphalée intense. Vertiges. Bourdonnement d'oreilles. 30 octobre. Céphalée intense. Vertiges. Bourdonnements d'oreilles. Stupeur et abattement très prononcés. 6 novembre. Trémulation des lèvres.	Début. Courbature. 30 octobre. État général très grave. 7 novembre. Respiration à 36 par minute. 14 nov. Dyspnée intense.	Perforation et sphacèle du diaphragme. Voir autopsie dans la discussion.		Mort.
40. C... Rose, couturière, 23 ans. Montzcel, n° 11. Entrée le 3 novembre 93. Sortie le 9 février 1894.	4 novembre, 2 cachets. 6 novembre. Cessation.			A. H. Père bien portant. Mère morte de pleurésie à 49 ans. Une sœur neurasthénique. Une sœur bien portante. Un	3 novembre, 40°4. 15 novemb. apyrexie	3 novembre. Pouls fort et régulier, 90. 15 novemb. Galop.	5 novembre, albumine. 10 novembre, albumine.	Début. Inappétence, diarrhée. 3 novembre. Langue saburrale, rouge sur les bords. Anorexie. Soif vive. Diarrhée forte. Météorisme. Douleur et gargouillement dans la fosse iliaque droite. Taches rosées. Rate grosse.	Début. Céphalée. Courbature. 3 novembre. Céphalée.	15 novembre. Bronchite généralisée. 21 novembre. Toux coquelucheuse.	22 novembre. Phlébite double.		Guérison.

NOM, AGE Entrée, Sortie	TRAITEMENT Spécifique	Associé	S. D.	ANTÉCÉDENTS	Température. Durée de la fièvre depuis le début du traitement.	CŒUR ET POULS	URINE Albumine.	S. DIGESTIF	S. NERVEUX	S. DIVERS Poumons. État général.	Complications	Rechute	Terminaison
41. C... Marie, domestique, 17 ans. 3ᵉ femmes, nᵒ 22. Entrée le 8 novembre 1893. Sortie le dé- cembre.	9 novem- bre, 2 ca- chets.			frère mort en bas-âge. A. P. Scarla- tine à 18 ans. A. M. Début il y a 10 jours. A. H. Parents bien portants. A. P. Scarla- tine. 11 ans affec- tion fébrile. 17 ans. Rhuma- tisme aigu. Ré- glée à 17 ans. M. A. A a été en contact avec un typhique. Dé- but il y a 8 jours.	8 novembre, 40°6.	8 novembre. Palpitations. 1ᵉʳ bruit est légèrement prolongé, souf- flant, tendan- ce au redou- blement.	8 novem- bre, albu- mine.	Début. Inappétence, consti- pation. 8 novembre. Langue sabur- rale. Constipation. Météorisme Douleurs et gargouillements dans la fosse iliaque droite. Quelques taches rosées. Rate grosse. 11 novembre. Rate diminuée. Bon état général.	Début. Cépha- lée. Douleurs dans les membres.	8 novembre. État général rela- tivement bon. Quelques sibi- lances dans le poumon. Toux lé- gère.			Guérison.
42. S... Marie, domestique, 24 ans. 3ᵉ femmes, nᵒ 21. Entrée le 15 décembre 93. Sortie le 8 jan- vier 1894.	15 déc., 2 cachets.			Pas de rensei- gnements à cau- se de l'état pros- tré de la mala- de.	15 décem- bre, 39°9. 1ᵉʳ janvier 1894. Apy- rexie. Durée, 16 jours.	15 décembre Rien au cœur.	15 décem- bre, , albu- mine.	15 décembre. Langue sabur- rale, rouge sur les bords. Mu- guet buccal. Ventre ballonné. Soif intense. 2 ou 3 taches rosées. Rate grosse.	16 décembre. Prostration consi- dérable.	15 décembre. Quelques râles de congestions aux deux bases. 20 décembre. id.			Guérison.
43. C. José- phine, brodeuse, 16 ans. Montazel, nᵒ 3. Entrée le 13 avril 1894. Sor- tie le 7 juillet 1894.	13 avril, 2 cachets. Cessation 3 jours. 2 cachets. Cessation. Durée, 14 jours.	4 mai. Bains tou- tes les 3 heures. 12 mai. Cessation. Bains tou- tes les 3 heures. 2 juin. Cessation.		A. H. Père vi- vant emphysé- mateux. Mère morte il y a 4 mois de la fièvre typhoïde. A. P. Scarla- tine. Réglée à 13 ans. Régulie- rement soigné sa mère atteinte de fièvre typh. M. A. Début il y a 12 jours.	12 avril, 39°9. 23 avril, 40°2. 17 mai. Apyrexie. Durée, 35 jours. 31 mai 40 degrés. 15 juin. Apyrexie. Durée, 16 jours.	12 avril. Cœur bon. Pouls dicrote.	12 avril. Urines rou- ges. Pas d'al- bumine.	Début. Anorexie. 12 avril, anorexie. Soif vive. Langue saburrale, rouge sur les bords. Quelques vomissements Angine assez forte. Ventre bal- lonné. Douleur et gargouille- ment dans la fosse iliaque droite. Pas de taches rosées. Rate, à travers de doigt.	Début. Céphalée. Vertiges. Rachial- gie. Insomnie. 12 avril. Cépha- lée. Vertiges. Ra- chialgie. Insomnie Somnolence	12 avril. Respi- ration vive. Sibi- lances dans tout le poumon.		Rechute du 31 mai au 15 juin.	Guérison.
44. B... Marie, domestique, 28 ans. Montazel, nᵒ 7. Entrée le 20 mai 1894. Sor- tie le 29 juillet 1894.	21 mai, 2 cachets. Cessation. Durée 15 jours.			A. H. Père mort d'emphy- sème. Frères et sœurs en bonne santé. A. P. S'en- rhume facile- ment. Impalu- disme dans la jeunesse. Réglée	21 mai, 39°4. 30 mai, 40°2. 6 juin. Apyrexie. Durée, 16 jours.	20 mai. Br. sourds. 25 mai. Em- bryocardie. Pouls, 132. 1ᵉʳ juin. Pouls, 168. Embryocardie moins accus. 5 juin. Pouls, 112.	20 mai. Pas d'albu- mine. 1ᵉʳ juin. Pas d'albu- mine.	Début. Constipation, puis diarrhée. 20 mai. Langue sèche, sabur- rale, rouge sur les bords. Ven- tre ballonné. Douleurs et gar- gouillements dans la fosse iliaque droite. Quelques taches rosées discrètes. Rate grosse. 25 mai. Vomissements.	Début. Abatte- ment. Courbature rachialgie. Cépha- lée interne. 21 janvier. Abat- tement. Courba- ture rachialgie. Céphalée intense.	Début. Toux, et dyspnée. 20 mai. Bron- chite. 30 mai. Plu- sieurs accès de fièvre avec frisson et chaleur. (La malade est palu- dique).	11 juin. Phlébite gau- che. 16 juillet. Guérison de la phlébite.		Guérison.

NOM, AGE. Entrée, Sortie.	TRAITEMENT		S. D.	ANTÉCÉDENTS	Température. Durée de la fièvre depuis le début du traitement.	CŒUR ET POULS	URINE. Albumine.	S. DIGESTIF	S. NERVEUX	S. DIVERS Poumons. État général.	Complications	Rechute	Terminaison
	Spécifique	Associé											
				régulièrement. Boit de l'eau de source.									
45. C... Marie, domestique, 21 ans, Montazet, n° 2. Entrée le 22 avril 1894. Sortie le 2 juin 1894.	23 avril, 2 cachets. 13 mai. Cessation. Durée 21 jours.			A. H. Parents morts. Mère cancer de l'utérus. 3 frères dont 2 vivants et bien portants. A. H. Réglée à 15 ans, régulièrement. M. A. Début il y a 15 jours.	22 avril, 40°3. Hyperthermie tenace. 14 mai. Apyrexie. Durée, 22 jours.	22 avril. Cœur régulier. Pouls rapide, dicrote. 13 mai. 1er bruit atténué.		Début. Anorexie. Vomissements, constipation. 22 avril. Langue saburrale, rouge sur les bords. Diarrhée. Ventre ballonné. Gargouillements dans la fosse iliaque droite. Quelques taches rosées. Rate, 4 travers de doigt. Rougeur de l'amygdale et du pharynx. 13 mai. Rate normale.	Début. Céphalée violente. Rachialgie. Insomnie. 22 avril. Céphalée violente. Rachialgie. Insomnie	22 avril. Sibilances dans tout le poumon. 28 avril. Bronchite généralisée avec dyspnée, râles fins et sibilants dans toute la poitrine. 13 mai. Disparition de cette bronchite intense. Escharre fessière. Douleurs dans la cuisse droite. 22 mai. Amélioration de l'escharre.	Bronchite intense. Escharre fess. Douleur dans la cuisse dr.		Guérison.
46. D... Marie, domestique, 20 ans, Montazet, n° 1. Entrée le 26 avril 1894. Sortie le 22 mai 1894.	27 avril, 2 cachets. 4 mai. Cessation. Durée, 8 jours.			A. H. Père mort de grippe. Mère vivante et bien portante. 4 sœurs bien portantes. A. P. Réglée à 13 ans, régulièrement. M. A. Début il y a 15 jours.	26 avril, 39°4. 8 mai. Apyrexie. Durée, 8 jours.	26 avril. Pouls rapide mais régulier. 18 mai. P. A. Normal. Tracé	26 avril. Pas d'albumine.	Début. Diarrhée. 26 février. Langue saburrale. Ventre ballonné. Gargouillement dans la fosse iliaque droite. Taches rosées douteuses. Rate, 3 travers de doigt.	Début. Céphalée légère. Itachialg. 26 avril. Somnolence. Prostration. Insomnie.	Début. Épistaxis. 26 mai. État général mauvais. Respiration un peu rude.			Guérison.
47 C..., Annette, couturière, 24 ans. Entrée le 23 avril 1894, sortie le 10 juin.	26 avril, 2 cachets Suppression. Durée, 13 jours.	10 mai. Un bain tiède par jour. 13 mai. Bains à 28° toutes les 3 heures. 16 mai. Suppression.		A. H. Père rhumatisant. A. P. Chlorose à 16 ans. Mariée. M. A. Début il y a 12 jours.	24 avril 39°4. 12 mai 40°2. 20 mai apyrexie. Durée, 26 jours.	23 avril. Bruits bien frappés. Pouls petit, rapide, dicrote.	23 avril. Urines claires. Pas d'albumine.	Début. Vomissements. Nausées. Constipation puis diarrhée. 23 avril. Anorexie. Langue blanche, sèche, rouge sur les bords. Diarrhée et gargouillements dans la fosse iliaque droite. Taches rosées abondantes. Rate, 8 travers de doigts. Ballonnement abdominal.	Début. Céphalée. Rachialgie. Insomnie rêvasseuse. 23 avril. Somnolence. Torpeur. Délire tranquille. 4 mai. Céphalée.	23 avril. Mauvais état général. Sibilances dans tout le poumon. Crises de grande hystérie.	Crises de grande hystérie.	Rechute.	Guérison.
48. T..., Joséphine, 13 ans 1/2, à Montazet, n° 14. Entrée le 9 septembre 1894, sortie le 20 novembre.	12 sept., 2 cachets. Suppression.			A. H. Mère morte il y a un mois 1/2 de bronchite chronique. A. P. S'enrhume pendant l'hiver et tousse facilement.	9 septembre 40°6. 23 septembre 37°3. 24 septembre 38°8. 1er octobre 39°7. 15 octobre.	9 sept. Dicrotisme. 24 sept. Bruits un peu effacés.	9 sept. Albumine.	Début. Diarrhée. Vomissements. 9 septembre. Langue sèche, blanche, rouge sur les bords. Vomissements bilieux et muqueux. Diarrhée un peu moins forte. Ventre très météorisé. Taches rosées abondantes. Douleurs dans la fosse iliaque droite.	Début. Céphalée. 9 sept. Prostration. 22 sept. Toujours prostration très grande.	Début. Lassitude. Courbature. 9 sept. Maigreur. Pâleur. Muqueuses décolorées. Submatité et rudesse de la respiration au sommet. Sibilan-	Menace de tuberculose.		Guérison.

NOM, AGE Entrée, Sortie.	TRAITEMENT		S. D.	ANTÉCÉDENTS	Température, Durée de la fièvre depuis le début du traitement.	CŒUR ET POULS	URINE Albumine.	S. DIGESTIF	S. NERVEUX	S. DIVERS Poumons. Etat général.	Complications	Rechute	Terminaison
	Spécifique.	Associé.											
				M. A. Début il y a 15 jours.	Apyrexie, la T. monte quelquefois au-dessus de 38 degrés.			Rate, 4 travers de doigts. 18 septembre. Taches rosées nouvelles. 6 octobre. Diarrhée toujours abondante.		ces et râles humides dans le reste du poumon.			
49 F..., Jeanne, religieuse, fille, ans., Montazot, n° 17. Entrée le 10 sept. 1894, morte le 26 septembre.	11 sept. 2 cachets. 26 sept. Mort.	20 sept. Caféine. On continue les jours suivants.		A. H. A. P. Rien. M. A. Début il y a 12 jours.	11 septembre. 40°. 13 septembre. 38°3. 22 septembre. 40°7. 25 septembre. 40°y. 26 septembre. Mort.	10 septembre. Cœur régulier. 20 septembre. Arythmie. 29 septembre. Arythmie. Tendance à la tachycardie par salves. 25 septembre. Cœur en meilleur état. 25 septembre. Arythmie et tachycardie	10 sep. Albumine. 24 sept. Albumine.	Début. Diarrhée. 10 septembre. Langue sèche, fendillée, rouge aux bords, blanche au centre. Nausées sans vomissements. Diarrhée, peu abondante. Ventre ballonné, douloureux. Gargouillements dans la fosse iliaque D. Rate, 5 travers de doigts. Foie douloureux à la pression. 20 septembre. Diarrhée. Langue sèche. 22 septembre. Poussée de taches rosées. Langue moitleure. 25 septembre. Langue noirâtre, sèche.	Début. Céphalée violente. Raideur et douleurs de la nuque. 10 sept. Prostration. Abattement. 20 sept. Prostration. 24 sept. Amélioration. 25 sept. Délire.	Début. Faiblesse. Lassitude. 10 sept. Râles de congestion disséminés. Ronchus. Sibilances. 24 sept. Obscurité. Râles. Dyspnée. 25 sept. Dyspnée.	Myocardite.		Mort par myocardite.
50 B..., Marie, 10 ans. Entrée le 11 septembre 1894, sortie le 21 décembre.	12 sept. 2 cachets. 1er oct. Cessation du naphtol.			A. H. A. P. Réglée régulièrement, grossesse il y a 5 mois. M. A. Début il y a 5 jours.	13 septembre. 39°5. Descente p 4 jours. 25 septembre. Rythme à 5 temps dû à un souffle extra cardiaque.	11 septembre. Cœur régulier. 16 octobre. Apyrexie. 5 octobre Rechute. 10 octobre. Grippe, 39°8. 31 octobre. Apyrexie.	11 sept. Beauc. d'albumine. 17 sept. Beauc. d'albumine. 18 sept. Urines, 400 gr. Cylindres épithéliaux. 19 sept. Albumine diminué. 16 octobre. Albumine. 10 déc. Albumine.	Début. Diarrhée. Nausées et vomissements. 16 septembre. Diarrhée peu abondante. Langue blanche, sèche avec bord. Anorexie. Nausées. Vomissements. Météorisme léger. Douleurs et gargouillements dans la fosse iliaque droite. Taches rosées douteuses. Rate, 7 travers de doigts. 17 septembre. Vomissements. 23 septembre. Amélioration notable. 6 octobre. Rechute. 11 octobre. Rate disparue. Fièvre typhoïde. Guérie.	Début. Céphalée. Douleurs et raideur du cou et à la nuque. 11 sept. Abattement léger. 17 sept. Céphalée disparue. 11 oct. Céphalée. Douleur orbitaire.	11 sept. Un peu d'obscurité au sommet. Quelques râles aux bases. 1 oct. Larmoiements. Coryza. 25 déc. Douleurs. Œdème très marqué.	11 octobre. Grippe. Néphrite infectieuse. Autopsie : tuberculose pulmonaire.		Mort.
51 C..., Marie, ménag., 26 ans, 3e femmes, n° 40. Entrée le 19 septembre 1894, sortie le 31 octobre 1894.	Début le 20 septembre. Cessé le 25 septembre. Durée, 5 jours.	3 piqûres d'éther.		A. H. A. P. Mariée, 1 enfant. M. A. Début il y a 13 jours.	19 septembre. 40°. Chute de la température 4 jª après l'administration du naphtol. 23 septembre. Apyrexie. Durée, 5 jours.	19 septembre. 1er bruit légèremen t prol. Pouls bon et plein. 21 sept. Intermittences. Un peu de ralentissement. 6 oct. Léger souffle extra cardiaque apr. le 1er bruit.	19 septembre. Pas d'albumine.	19 septembre. Langue saburrale mais humide. Météorisme léger. Quelques taches rosées. Rate, 5 travers de doigts. 5 octobre. Rate encore un peu grosse.	Début. Céphalée et douleur de la nuque.	Début. Frissons. 19 sept. Quelques râles humides. Bronchite.			Guérison.

NOM, AGE Entrée, Sortie	TRAITEMENT		S. D.	ANTÉCÉDENTS	Température. Durée de la fièvre depuis le début du traitement.	CŒUR ET POULS	URINE Albumine.	S. DIGESTIF	S. NERVEUX	S. DIVERS. Poumons. État général.	Complications	Rechuts	Terminaison
	Spécifique	Associé											
52. A..., Jeanne, 39 ans, 3e Femmes, n° 17. Entrée le 10 juin 1895. Sortie le 11 août 1895.	10 juin, 3 cachets. 3 juillet. Suppression. Durée, 26 jours.			A. H. Père mort. Mère bien portante. A. P. Mariée. 5 enfants bien portants. Crises gastralgiques avec vomissements. Misère et privations. M. A. Début il y a 1 mois environ à semaines.	12 juin. 39°. 28 juin, 40°3. 6 juillet, apyrexie. Durée, 24 jours.		10 juin, quantité notable d'albumine.	Début. Anorexie. 10 juin. Langue sèche, noirâtre, couverte de fuliginosité. Constipation opiniâtre. Rate, à travers de doigts. Pas de taches rosées. Muguet. 20 juin, disparition du muguet. 30 juin, l'appétit et les forces reviennent.	Début. Céphalée. Vertige. 10 juin, torpeur et somnolence.	Début. Frissons. 18 juin, cachexie pâleur, amaigrissement notable. Respiration emphysémateuse. Ronchus dans tout le poumon. Râles fins aux bases. Éruption de sudamina très intense.	Éruption de sudamina. Muguet.	Rechute au début du traitement.	Guérison.
53. V...Marie, 19 ans, 3e femmes, n° 10. Entrée le 30 juillet 1895. Sortie le 7 mai 1896.	30 juill. 2 cachets. 6 août. Suppression par intolérance.	6 août, bains tièdes des toutes les 3 heures. 22 août, suppression.		A. H. Père mort subitement. Mère morte en couches. 2 frères morts en bas âge. 2 frères bien portants. A. P. Réglée à 13 ans régulièrement. Variole dans l'enfance. M. A. Début il y a 13 jours.	30 juillet. 40°6. 1 sept. apyrexie. Durée, 41 jours.	30 juillet, dédoublement inconstant du 2e bruit, souffle régulier, rapide, 120. 6 août, 1er bruit sourd, voilé; rythme fœtal. 12 août, pouls 128. 11 septemb. galop mésosystolique.	30 juillet Albumine.	Début. Vomissements bilieux. Soif vive. 30 juillet, abdomen volumineux ballonné. Gargouillement dans la fosse iliaque droite. Quelques taches rosées. Rate, à travers de doigts. Langue saburrale, rouge sur les bords. 6 août, taches rosées un peu plus nombreuses. Langue sèche. Lèvres fuligineuses. 18 août, langue humide. Rate, 8 centimètres. 8 septembre, amélioration.	Début. Céphalée. Rachialgie. 6 août, délire léger. 9 août.	30 juillet, épistaxis, toux sèche. 9 juillet, congestion aux bases. 1er octobre, bon état général.	20 septembre, ostéopériostite du tibia droit.		Guérison.
54. B...Suzanne, 26 ans. Montrisot, n° 11. Entrée le 19 septembre 1895. Sorti le 12 décembre 1896.	19 septembre, 3 cachets. 6 octob. Suppression. 13 octob. 2 cachets. 2 nov. Suppression.			A. H. A. P. Rougeole à 8 ans. À 14 ans, rhumatisme articulaire aigu avec manifestations cardiaques. M. A. Début il y a 7 jours.	18 sept. 40°2. 2 octobre, apyrexie. Durée, 14 jours. Rechute. 12 octob. 40°9. 31 octob. apyrexie. Durée, 19 jours.	19 septemb. souffle systolique assez intense.	19 sept. léger disque d'albumine. 30 novem. coefficient urotoxique 0,190.	Début. Nausées. Vomissements. Angine légère. 19 septembre, constipation opiniâtre. Vomissements. Météorisme et tympanisme très accusés. Douleur et gargouillement dans la fosse iliaque droite. Taches rosées. Rate non appréciable à cause du météorisme. Langue humide, blanche, rouge sur les bords. 21 septembre, amélioration. Météorisme moins accusé. Ventre plus souple. 28 septembre, ventre souple, permet de reconnaître la vésicule biliaire douloureuse et tuméfiée. Plus de vomissements. 10 octobre, vésicule à peine perceptible. 18 octobre, rechute depuis hier. Ventre ballonné. 26 octobre, vésicule de nou-	Début. Céphalée. Insomnie. 19 septembre. Prostration, stupeur. 5 novembre, délire tranquille avec hallucinations. 27 novembre, délire systématisé portant sur l'exercice de ses fonctions d'institutrice. Hallucinations ont disparu. Tendance au délire d'accusation. 3 décembre, malade plus calme, plus silencieuse. Moments de luci-	19 septembre, râles de bronchite mauvais état général. 24 septembre, état général meilleur. 10 octobre, état général excellent. 12 octobre, rechute, mais l'état général reste bon. 16 octobre, toux fréquente à la base droite, frottements, râles éclatants. Expectoration modérée. 21 octobre, congestion pulmonaire à la base droite. 29 octobre, ma-	Infection de la vésicule biliaire. Délire de convalescence du 5 novembre au 12 décembre.	21 août. rechute.	Guérison.

NOM, AGE Entrée, Sortie.	TRAITEMENT Spécifique	Associé	S. D.	ANTÉCÉDENTS	Température. Durée de la fièvre depuis la durée du traitement.	COEUR ET POULS	URINE Albumine.	S. DIGESTIF	S. NERVEUX	S. DIVERS Poumons. État général.	Complications	Rechute	Terminaison
								veau volumineuse Taches rosées. 29 octobre, vésicule toujours un peu distendue. 2 ou 3 taches rosées. Rate, 3 travers de doigts. 13 novembre vomissements fréquents. Alimentation difficile. Rate normale. Vésicule moins distendue et moins douloureuse. 27 novembre; bon état général. Appétit considérable. Selles normales. 12 décembre, vésicule légèrement douloureuse et empâtée.	dité. 12 décembre, délire à presque cessé. Persistance d'un léger état nerveux.	lade un peu anémiée, pâle. 27 novemb. bon état général. 12 décemb. id.			Guérison.
55. T..., Rosalie, domestique, 22 ans, 3º Femmes nº 26 Entrée le 21 août 1895. Sorti le 20 septembre 1895.	22 août. 2 cachets. 25 août. Cessation. Durée, 4 jours.			A. H. Mère morte. A. P. Règles à 13 ans régulièrement. Bronchite longue et tenace pendant l'hiver. Doit de l'eau de puits. 1 fièvre typhoïde dans la maison voisine.	21 août. 39°2. 25 août, 37°. Durée, 4 jours.		21 août pas d'albumine.	Début. Anorexie. Douleur au creux épigastrique. 21 août, diarrhée légère. Météorisme. Gargouillement dans la fosse iliaque droite. Quelques taches rosées. Rate, 3 travers de doigt. Langue blanche, rouge sur les bords, humide.	Début. Vertiges 11 août. prostration.	Début. Sueurs intenses. 11 août, toux légère. Induration du sommet droit 29.			Guérison.
56. C... Rosalie, ménagère, 31 ans, 3º Femmes, nº 26. Entrée le 18 septembre 1895, Sorti le 10 novembre 1895.	19 sept. 2 cachets. 7 octob. cessation. Durée, 18 jours.	19 sept. caféine.		A. H. Père mort d'accident. Mère morte de pneumonie. 5 frères bien portants. 5 frères morts en bas âge. A. P. Mariée. 3 enfants bien portants. Règles régulières, mais douloureuses. M. A. Début il y a 12 jours. Dans sa maison il y a une malade atteinte de fièvre typhoïde. Elle boit de l'eau de puits.	19 sept. 40°. 7 octob. 37°, puis grandes oscillations thermiques jusqu'à 40°. 16 octob. apyrexie définitive. Durée, 27 jours.	16 septemb. Cœur rapide mais régulier. Léger frémissement mésosystolique à la pointe. 1er bruit est prolongé. Frottement donnant l'impression du galop. Pouls régulier non dicrote. P. A. moyenne. 1er oct., pouls faible et régulier. 7 oct., id. 10 oct., id. 13 oct., le pouls s'est relevé, 100.	16 sept. urines pâles contenant de l'album. 10 octob plus d'albumine.	Début. Douleur vive au creux épigastrique. Vomissements. Anorexie. 18 septembre, constipation opiniâtre. Ventre météorisé. Gargouillement et empâtement dans la fosse iliaque droite. Rate, 4 travers de doigts. Pas de taches rosées. 19 septembre, Quelques taches rosées. Vomissements bilieux. 1 octobre, taches rosées assez nombreuses Rate diminuée. 2 octobre, vomissements bilieux. La malade ne peut rien garder. 10 octobre, état satisfaisant.	Début. Céphalée. 16 septembre prostration accentuée. 19 septembre, toujours de la stupeur.	Début. Frissons. 16 septemb. obscurité à la base droite. Submatité au sommet droit, et à la base gauche. 7 octobre, grand frisson avec déviation thermique passagère.			Guérison.

NOM, AGE Entrée, Sortie	TRAITEMENT Spécifique	Associé	S. D.	ANTÉCÉDENTS	Température. Durée de la fièvre depuis le début du traitement	CŒUR ET POULS	URINE Albumine	S. DIGESTIF	S. NERVEUX	S. DIVERS Poumons. Etat général	Complications	Rechute	Terminaison
57· O... Jeanne, ménagère, 26 ans, 3ᵉ femmes, n° 92. Entrée le 7 octobre 1895. Sortie le 20 décembre.	10 octobre, 5 cachets. Cessation. 40 jours.	10 octobre, bains tièdes, 1 ou 2 par jour. 25 nov. Cessation.		A. H. A. P. Rougeole. Coqueluche. Mariée, 1 enfant. Réglée régulièrement. Boit de l'eau de puits. A soigné une typhique. M. A. Début il y a 20 jours.	8 octobre, 41°2. 25 novembre, apyrexie. Durée, 48 jours.	7 octobre, Pouls rapide, assez fort dicrote, 110. Souffle mésosystolique. 9 octobre. Tendance au galop. 13 octobre. Pouls, 104. 21 octobre. Pouls plus fort, toujours dicrote, 108.	7 octobre. Léger signe d'albumine. 18 octobre. Albumine diminués.	Début. Nausées. Anorexie. 1ᵉʳ octobre, langue blanche, humide, rouge sur les bords. Ventre très météorisé. Gargouillement et empâtement dans la fosse iliaque droite. Point douloureux sur le grand droit. Rate 4 travers de doigt douloureuse. 13 octobre, Amygdalite. Ulcération du voile. Rate toujours douloureuse. 18 octobre. Ulcération du voile du palais a disparu. 30 octobre. Diarrhée intense.	Début. Céphalée. Douleur dans la nuque. 20 novembre. Délire avec agitation. 1ᵉʳ décembre. Délire diminué. 20 décembre. Délire bruyant a cessé, mais il reste du subdélire avec tendance à idées de persécution.	Début. Petite toux sèche. Prise vous légers et fugaces. 9 octobre. Râles d'œdème aux basses.	28 octobre abcès à la région fessière Escharres. 10 octobre. Début de convalescence.		Guérison.
58· H... Louise, bouilloneuse, 19 ans, 3ᵉ femmes, n° 41. Entrée le 18 octobre 1895.	16 octobre, 5 cachets. 27 octobre. Mort. Durée, 11 jours.	18 octobre, bains à 28 degrés 2 par jour. 22 octobre, antipyrine, caféine. 22 octobre, bain tiède toutes les 3 h. 23 octobre. Suppression, la malade prend des syncopes.		A. H. Mère morte de bronchite chronique. 2 frères morts en bas âge. A. P. Anémie. Scrofule dans l'enfance. Réglée à 13 ans irrégulièrement. Pertes blanches à 17 ans, chlorose. Boit de l'eau de puits. M. A. Début il y a 15 jours.	18 octobre, 41°6. 20 novembre, 39°6. 27 novembre, mort. Durée, 11 jours.	15 octobre, Pouls dicrote rapide, 126. Bruit un peu sourd. Souffle mésosystolique. 16 octobre. Pouls, 128. 17 octobre. Pouls, 120, dicrote, tendance à l'embryocardie. 18 octobre. Pouls, 112. 25 octobre. Pouls très faible, 180.	15 octobre. Albumine.	Début. Diarrhée. Vomissements. 13 octobre. Diarrhée. Ventre souple. Douleur et gargouillement dans la fosse iliaque droite. Langue saburrale, sèche, rouge sur les bords. 16 octobre. Taches rosées. Erythème diffus de la gorge. 17 octobre. Rate 4 travers de doigt. Foie volumineux. 22 octobre. Lèvres fuligineuses.	Début. Céphalée. Surdité légère. 13 octobre. Céphalée, un peu de prostration. Insomnie. 16 octobre. Prostration. Mâchonnement. 18 octobre. Délire calme. 22 octobre. Prostration profonde. 26 oct. Adynamie extrême. 27 octobre. Coma. Mort.	13 octobre. Toux. Bronchite. Respiration accélérée. 17 octobre. Etat général mauvais. Dyspnée. Respiration, 48. Pneumonie grave à la partie moyenne du poumon gauche. 25 octobre. Faiblesse et dyspnée augmente.	25 octobre. Pneumonie gauche.		Mort.
59· C... Jean-Marie, domestique, 23 ans, Montexet, n° 8. Entré le 17 octobre 1895. Morte le 25 novembre.	16 octobre, 2 cachets.	21 octobre, bains à 28 degrés toutes les 3 heures. 22 octobre, bains à 20 degrés toutes les 3 heures. 29 octobre, Suppression des bains à cause des escharres.		A. H. Père et mère morts cardiaques. Sœur morte. Tuberculose. A. P. Rougeole et Coqueluche. Réglée à 12 ans régulièrement, à 18 ans chlorose. Bronchites répétées. Il y a des fièvres typhoïdes dans son voisinage. M. A. Début il y a 3 jours.	17 octobre, 40°7. 6 novembre, 38°3.	17 octobre, Pouls faible, 110. 1ᵉʳ bruit un peu sourd, tendance au galop. 20 octobre. Pouls très dépressible.	17 octobre. Albumine assez notable.	17 octobre. Ventre ballonné. Constipation. Rate 3 travers de doigt. Gargouillement et douleur dans la fosse iliaque droite. Pouls. Fuliginosité. Haleine fétide. Pharyngite. Quelques tâches rosées.	Début. Céphalée intense. 17 octobre. Prostration marquée. 20 octobre. Prostration extrême. Mâchonnement. Carphologie. 28 octobre. Amélioration.	Début. Epistaxis. 17 octobre. Mauvais état général. Respiration, 31. 28 octobre. Escharre. 29 octobre. Escharre. Abcès à la fesse.	Escharres. Abcès à la fesse.		Mort.

NOM, AGE Entrée, Sortie.	TRAITEMENT Spécifique	TRAITEMENT Associé	S. D.	ANTÉCÉDENTS	Température. Durée de la fièvre depuis le début du traitement.	CŒUR ET POULS	URINE Albumine.	S. DIGESTIF	S. NERVEUX	S. DIVERS Poumons, État général.	Complications	Rechute	Terminaison
60. D... Lucie, femme de chambre, 18 ans, 3e femmes, n° 3. Entrée le 15 décembre 1896. Sortie le 4 février 1896.	17 déc. 2 cachets. 18 janvier. Cessation. Début. 29 jours.			*A. H.* Parents bien portants. *A. P.* Habite Lyon depuis 1 mois. *M. A.* Début il y a 7 jours.	16 décembre, 40 de grés. 24 décembre, 37 degrés. 3: décembre, 40°2. 18 janvier, apyrexie. Durée, 3a jours.	*Tracé.* Le 1er bruit n'est pas pur. Dédoublement du 2e bruit.	15 décembre. Pas d'albumine.	*Début.* Constipation. 15 décembre. Langue saburrale, humide. Gargouillement dans la fosse iliaque droite. Rate, 4 travers de doigt.	*Début.* Céphalée. 15 décembre. Céphalée.	*Début.* Frissons. Toux. Point du côté. 15 décembre. Rien au poumon.		1 Rechute.	
61. X... Anna, ménagère, 26 ans, 3e femmes, n° 41. Entre le 24 janvier 1896. Sortie le 25 février 1896.	25 janv. 2 cachets. 31 janv. Suppression. Durée, 6 jours.			*M. A.* Début il y a 14 jours. *A. P.* 1 enfant âgé de 18 mois qu'elle allaitait encore.	24 janvier, 40°3. 1er février, apyrexie. Durée, 8 jours.	24 janvier. Dédoublement incontant du 2e bruit avec précession acritique.	24 janvier. Beaucoup d'albumine. 6 février. Pas d'albumine.	*Début.* Diarrhée. 24 janvier. Lèvres fuligineuses. Langue blanche mais humide. Diarrhée intense. Ventre ballonné. Gargouill. dans fosse iliaque droite. Taches rosées. Rate grosse. 30 janvier. Herpès sur le voile du palais.	*Début.* Céphalée.	24 janvier. Rien aux poumons. Sécrétion lactée est abondante. Seins douloureux.			Guérison.
62. D... Ed..., 27 ans, Sainte-Jeanne, 7. Entre le 21 août 1896. Sort le 27 septembre 1896.	22 août. 2 cachets. 30 août. Durée, 7 jours.			*A. P.* Fit une bourse à blennorrhée pendant laquelle il fut mouillé. *M. A.* Début il y a 5 jours.	22 août, 39°8. Défervescence la 4e jour. Durée, 8 jours.	22 août. Disque assez considérable d'albumine.	21 août.	*Début.* Coliques violentes. Vomissements bilieux. 21 août. Langue saburrale, rouge sur les bords. Palper abdominal douloureux. Gargouillement dans fosse iliaque droite. Rate et foie normaux.	*Début.* Céphalée. 21 août. Céphalée. Bourdonnement d'oreilles. Vertiges. Douleur lombaire.	*Début.* Frissons. Coryza.			Guérison.
63. B..., Julie, domest., 26 ans, 4e femmes, n° 12. Entrée le 22 octobre 1896, sortie le 28 décembre 1896. (Thèse-Dimoux-Dime.)	22 oct. 2 cachets.		27 oct. S. D. positif	*A. P.* Père mort de pleurésie. Mère rhumatisante, morte cardiaque. *A. P.* Réglée à 13 ans régulièrement. *M. A.* Début il y a 8 jours.	21 octobre. 39°4. 11 nov. Apyrexie.	21 octobre. Bruits un peu sourds. Pouls régulier, un peu faible, 100.	21 oct. Pas d'albumine.	*Début.* Constipation puis diarrhée. 21 octobre. Langue blanche, sèche. Gargouillements. Douleurs dans la fosse iliaque droite. Pas de taches rosées. Rate un peu grosse. 22 octobre. Rougeur du voile du palais et du pilier gauche.	*Début.* Céphalée violente. Courbatures. Rachialgie.	*Début.* Toux. Frissons. Épistaxis. 21 oct. Bronchite lég. Toux. Scoliose de compensation à luxation congénitale de la hanche.			Guérison.
64. B..., Mar..., couturière, 29 ans, 4e femmes, n° 8. Entrée le 26 oct. 1896, sortie le 20 nov. 1896. (Thèse Dimoux-Dime.)	27 oct. 2 cachets.		27 oct. S. D. négatif. S. D. douteux.	*A. H.* Mère morte en couche. Père mort. *A. P.* Réglée à 13 ans, régulièrement. Pas de règles depuis le 10 mai. *M. A.* Début il y a 8 jours.	26 octobre. 40°.	26 octobre. Bruits sourds. Tendance à la disparition du 1er bruit. Pouls fort régulier, dicrote, 96.	26 oct. Pas d'albumine.	*Début.* Anorexie. Diarrhée. Angine. 26 octobre. Ni douleurs, ni taches rosées. Rate grosse. Diarrhée.	*Début.* Céphalée.	*Début.* Frissons. Point du côté. Toux. 26 oct. Bronchite. 27 oct. Id.			Guérison.

NOM, ÂGE Entrée, Sortie.	TRAITEMENT Spécifique	Associé	S. D.	ANTÉCÉDENTS	Température. Durée de la fièvre depuis le début du traitement.	CŒUR ET POULS	URINE Albumine.	S. DIGESTIF	S. NERVEUX	S. DIVERS Poumons. État général.	Complications	Rechute	Terminaison
65. V..., Jud., domest. Entrée le 27 déc. 1896, sortie le 28 janv. 1897.	28 déc. 2 cachets. 4 janv. Cessation. Durée, 7 jours.		27 déc. S. D. positif.	A. H. Bonne santé habituelle. Soignait une malade atteinte de F. T. M. A. Début il y a 8 jours.	27 déc. 40°8. 3 janvier. Apyrexie. Durée, 8 jours.	17 décembre. Cœur normal.	27 déc. Pas d'albumine.	Début. Diarrhée abondante. 17 décembre. Météorisme. Gargouillement. Taches rosées. Rate grosse. Langue sèche, rôtie. Diarrhée abondante. 1er janvier. Amélioration.	Début. Céphalée. 27 déc. Abattement.	Début. Lassitude. Épistaxis. 17 déc. Faciès rouge. Bronchite. Dyspnée.			Guérison.
66. T..., Jos., garçon de café, 27 ans, Sainte-Jeanne, n° 6. Entré le 21 janvier 1897, sorti le 20 février 1897.	22 janv. 2 cachets. 10 février. Cessation. Durée, 18 jours.			A. H. A. P. Bonne santé. M. A. Début il y a un mois. Mauvais état général à l'entrée.	21 janvier. 40°. 11 février. Apyrexie. Durée, 20 jours.	21 janvier. Pouls faible, 100. Cœur, choc faible, paraît abaissé.		Début. Anorexie. Constipation. 21 janvier. Langue saburrale. Gargouillement. Taches rosées nombreuses. Rate, 3 travers de doigts.	Début. Douleurs lombaires très vives. 20 janv. Abattement. État psychique affaibli. Torpeur.	21 janv. Malade pâle, amaigri. Râles disséminés de bronchite à droite. Induration du sommet droit avec craquements nombreux. 3 févr. Sommet droit. Matité. Exagération des vibrations. Quelques râles en avant. Pas de craquements.	Tuberculose pulmon. Pas d'évolut. plus rapide.		Guérison.
67. H..., G., 21 ans, 26 mai 1897. (Th. Courmont, page 180.)	4 juin. 2 cachets. 12 juin. Cessation. Durée, 8 jours.		3 juin. S. D. positif à 1/50 12 juin. = id. 24 juin. = id.	A. H. A. P. à 18 ans scarlatine. En 1894 albuminurie et céphalée. M. A. Début le 16 mai 1897.	29 mai. 39°2. 4 juin. Id. 12 juin. Apyrexie. Durée, 8 jours.		4 juin. Pas d'albumine. 26 juin. Un peu d'albumine après le repas de midi.	4 juin. Langue saburrale, sèche. Gargouillements à peine perceptibles. Une tache rosée douleuse.		Début. Malaise général. Lassitude. 4 juin, id.			Guérison.
68. C..., Mar., employé, 16 ans, Sainte-Jeanne, n° 3. Entré le 29 juin 1897, sorti le 18 août 1897.	30 juin. 2 cachets. 11 juillet. Cessation. Durée, 11 jours.		S. D. positif.	Rien de particulier. M. A. Début il y a 4 jours.	27 juin. 40°1. 29 juin. 39°9 de fièvre au bout de 4 jours. Apyrexie. Durée, 12 jours.	29 juin. Pointe abaissée. Bruits norm. Pouls, 98.	29 juin. Urine foncée. Albumine.	27 juin. Diarrhée intense. Ventre douloureux. 29 juin. Diarrhée intense. Éruption intense de taches rosées. Rate grosse et douloureuse. Foie dépasse les fausses côtes.	28 juin. Céphalée.	29 juin. 4 Épistaxis. 29 juin. Bronchite surtout aux bases.			Guérison.
69. P..., J..., domestique, 21 ans, 4e femmes, n° 10. Entrée le 15 juillet 1897. Sortie le 16 août 1897.	16 juillet. 2 cachets. 26 juillet. Cessation. Durée, 9 jours.		S. D. positif.	A. H. Une sœur a eu de la tuberc. osseuse. A. P. Réglée à 12 ans, régulièrement. Pleurésie à 19 ans. M. A. Début il y a 13 jours.	16 juillet. 39°9. 17 juillet. 40 degrés. Baisse au 4e jour. 26 juillet. apyrexie. Durée, 10 jours.	15 juillet. Bruits norm. Pouls, 100. 17 juillet. P. A. 18. Pouls dicrote.	15 juillet. Pas d'albumine.	Début. Vomissements incessants bilieux et muqueux. Diarrhée pendant 2 jours. Coliques. 15 juillet. Ventre souple. Gargouillement dans la fosse iliaque droite. Pas de taches rosées. Rate grosse. Langue sèche et saburrale. 17 juillet. Qques taches rosées. 3 août. Encore quelques vomissements.	Début. Céphalée avec bourdonnement. Vertiges et sensation de syncope imminente dès qu'elle se levait. 15 juillet. Abattement.	15 juillet. Toux expectorale. Sibilances.			Guérison.

NOM, AGE Entrée, Sortie	TRAITEMENT Spécifique	Associé	S. D.	ANTÉCÉDENTS	Température. Durée de la fièvre depuis le début du traitement.	CŒUR ET POULS	URINE Albumine.	S. DIGESTIF	S. NERVEUX	S. DIVERS Poumons, État général.	Complications	Rechute	Terminaison
70. C... Marie, 30 ans, 2e femmes, n° 15. Entrée le 21 juillet 1897. Sortie le 31 août 1897.	22 juillet 2 cachets. 28 juillet. Cessation. Durée, 7 jours. 2 août, 2 cachets. 14 août, Cessation. 12 jours.		S. D. positif.	A. H. Père mort bacillaire. Mère morte suite de couches. A. P. Réglée à 17 ans, régulièrement. M. A. Début il y a 10 jours.	22 juillet, 40°4. Défervescence au bout de 4 j. 29 juillet, 37°5. 1er août, 40°2.	21 juillet. Bruits légèrement assourdis. Pouls, 180.	21 juillet. Pas d'albumine.	Début. Anorexie. Constipation opiniâtre. 21 juillet. Anorexie. Constipation opiniâtre. Douleur et gargouillement dans la fosse iliaque droite. Quelques taches rosées. Météorisme. Angine. Rate, 4 travers de doigt.	Début. Céphalée intense. 21 juillet. Céphalée. Prostration et obnubilation.	Début. Faiblesse générale. 21 juillet. Congestion de la base droite. Bronchite dans le reste du poumon.		Rechute.	Guérison.
71. G... J..., dévideuse, 21 a., 4e femmes, n° 23. Entrée le 21 juillet 1897. Sortie le 31 juillet 1897.	22 juillet 2 cachets.		S. D. positif.	A. H. Mère morte de tuber. laryngée. 1 sœur morte d'affect. aigue du poumon. A. P. Fièvre typhoïde à 9 a. Réglée à 16 ans, irrégulièrement. Travaille dans un endr. chaud et humide. Poêle tirant mal. Vertiges. Crise de nerfs. M. A. Début il y a 5 jours.	21 juillet, 38°9.	21 juillet. 1er bruit un peu sourd. 2e bruit dédoublé inconstant. Pouls, 90.	21 juillet. Pas d'albumine.	14 juillet. Douleur très vive dans l'hypocondre droit. Diarrhée intense. 21 juillet. Diarrhée. Ventre douloureux surtout au niveau du côlon descendant.	14 juillet. Céphalée. Vertiges. 21 juillet. Céphalée.				Guérison.
72. V..., P..., épicier, 45 ans, Sainte-Jeanne, n° 19. Entré le 28 juillet 1897. Sorti le 15 septembre 1897.	28 juillet 2 cachets. 1er août 2 cachets. 4 août. Cessation. 20 jours.		S. D. positif.	A. H. Père mort âgé. Mère morte d'affection aigue de la poitrine. 1 sœur morte de fièvre typhoïde. A. P. 19 ans. Fluxion de poitrine. 36 ans, pleurésie. 39 ans, fièvre pernicieuse.	28 juillet, 39°5. 4 jours ap. 38°5. 19 août, Apyrexie. Durée, 21 jours.	28 juillet, Cœur normal. Pouls, 87.	28 juillet. Un peu d'albumine.	17 juillet. Anorexie. Constipation. État nauséeux. 28 juillet. Anorexie. Constipation. État nauséeux. Ventre ballonné. Douleur et gargouillement dans la fosse iliaque droite. Pas de taches rosées. Rate, 4 doigts. Douloureuse. Foie un peu gros et douloureux. 31 juillet. Haleine fétide. 23 août. Alimentation.	17 juillet. Céphalée intense. 28 juillet. Céphalée intense. Vue un peu trouble. 31 juillet. Céphalée diminue.	28 juillet. Douleurs dans les membres inférieurs. Courbature. Aux poumons, petits frottements et râles fins.			Guérison.
73. A..., Louis Étudiant, 28 ans, Sainte-Jeanne, n° 9. Entré le 29 juillet 1897. Sorti le 30 août 1897.	30 juillet 2 cachets. 5 août. Cessation. Durée, 7 jours.		S. D. positif.	A. H. Père vivant. Mère morte de maladie de nerveuse, suite de frayeur. 1 sœur morte de fièvre typhoïde. 3 frères morts. 1 frère et 1 sœur sont vivants et bien portants.	30 juillet, 41°2. Défervescence par 4 jours. 6 août, apyrexie. Durée, 8 jours.	29 juillet. Cœur normal. Pouls, 115. 3 août. Pouls, 130.	31 juillet. Albuminurie.	Début. État nauséeux. Diarrhée. 29 juillet. État nauséeux. Diarrhée. Ballonnement du ventre. Gargouillement dans la fosse iliaque droite. Rate un peu grosse. Pas de taches rosées. 31 juillet. Taches rosées abondantes.	Début. Céphalée très intense. 29 juillet. Céphalée très intense. 30 juillet. Délire. 31 juillet. Cessation du délire, un peu d'obnubilation sensorielle.	29 juillet. Rien au poumon. 3 août. Rash rubéolique.	3 août. Rash rubéolique très confluent forme des plaques lenticulaires.		Guérison.

NOM, ÂGE Entrée, Sortie	TRAITEMENT Spécifique	Associé	S. D.	ANTÉCÉDENTS	Température. Durée de la fièvre depuis le début du traitement.	CŒUR ET POULS	URINE Albumine.	S. DIGESTIF	S. NERVEUX	S. DIVERS Poumons. État général.	Complications	Rachats	Terminaison
74. C..., Marie, domestique, 19 ans. 4e Femmes, n° 6. Entrée le 9 août 1897. Sortie le 1er septembre 1897.	10 août. 2 cachets. 16 août. Suppression. Durée, 17 jours.			A. P. Surmenage pour examen. Le malade se baigne dans le Rhône et sent un frisson. M. A. Début il y a 8 jours. A. H. Rien. A. P. Chlorose à 16 ans. Réglée à 17 ans irrégulièrement. Angine à répétition.	3 août. 40 degrés. 9 août, 39°5. 17 août, apyrexie. Durée, 8 jours.	9 août. Souffle systolique à la pointe, se propageant dans l'aisselle. Dédoublement du 2e bruit à la base.	10 août. Albuminurie légère.	Début. Vomissement. 9 août. Ventre souple. Gargouillement dans la fosse iliaque droite. Rate, 4 travers de doigt.	Début. Insomnia. Céphalée disparue depuis 2 jours.	9 août. Grande faiblesse.			Guérison.
75. B... Amélie, boissonneuse, 19ans,4e Femmes n° 43. Entrée le 10 août 1897. Sortie le 26 octobre 1897.	11 août. 2 cachets.			A. H. Parents bien portants, a frère et sœur bien portants. A. P. Bonne santé antérieure M. A. Début il y a 8 jours.	10 août.40° 11 août, 40°8. 7 sept. apyrexie. 25 sept. 38°9. 29 sept. apyrexie. 21 octobre 38°9. congestion. 26 octobre apyrexie.	Pouls dicrote, 140. Cœur normal. 16 août. Pouls dicrote, 160. 21 août. Pouls 128.		1er août. Angine. Anorexie. 10 août. Langue saburrale, langue rouge sur les bords. Douleur et gargouillement dans la fosse iliaque droite. Nombreuses taches rosées. Rate, 3 travers de doigt. 20 août. Muguet.	1er août. Céphalée. 10 août. Délire prostration.	1er août. Toux. Dyspnée. 10 août. État général grave. Râles humides dans le poumon. 16 août. Bronchite aux 2 bases. Octobre. Foyer de congestion pulmonaire au sommet gauche.			Guérison.
76. F... Antonia, 24 ans, 4e Femmes, n° 27. Entrée le 11 août 1897. Sortie le 12 septembre 1897.	12 août. 2 cachets. 21 août. suppress. Durée, 9 jours.			A. H. A. P. M. A. Début le...	12 août. 39 degrés. 16 août, 37°8. 19 août, 39°6. 21 août. 37° 31 août. apyrexie.	11 août. Pouls régulier rapide, dicrote		11 août. Langue saburrale, rouge sur les bords. Douleur et gargouillement dans la fosse iliaque droite. Quelques taches rosées. Rate grosse.	11 août. Prostration siprofonde que la malade ne répond à aucune question et qu'on ne peut avoir de renseignements. Trépidation épileptoïde.	11 août. Bronchite aux bases. 21 août. Corps thyroïde douloureux à la pression et augmenté de volume.			Guérison.
77. G... Adèle blanchisseuse, 41 ans. Entrée le 16 août 1897. Sortie le 24 octobre 1897.	17 août. 2 cachets. 23 août, cessation. Durée 7 jours.	6 sept. enveloppement à l'essence de Wintergreen.	S. D. positif	A. H. Père mort cardiaque. A. P. Mariée 2 enfants bien portants. M. A. Début il y a 16 jours.	16 août, 39°5, chute le 6e jour du traitement. 24 août, apyrexie Durée 8 jours.	16 août Rien d'anormal. P. A., 15.	16 août. Pas d'albumine.	16 août. Langue saburrale, rouge sur les bords. Météorisme léger. Douleur et gargouillement dans la fosse iliaque droite. Rate grosse.	4 août. Céphalée. 16 août. Prostration.	1er août. Grand frisson. 4 août. Toux. Bronchite intense. 6 septembre. Douleurs erratiques dans les membres.	27 août. La malade revient se plaignant de douleurs erratiques dans les membres comme celles qu'elle a eues.		Guérison.

NOM, AGE Entrée. Sortie.	TRAITEMENT Spécifique	Associé	S. D.	ANTÉCÉDENTS	Température. Durée de la fièvre depuis le début du traitement	CŒUR ET POULS	URINE Albumine.	S. DIGESTIF	S. NERVEUX	S. DIVERS Poumons. Etat général.	Complications	Rechute	Terminaison
											pendant sa convalescence On lui trouve des paquets variqueux.		
78. A... Marie 47 ans. Entrée le 27 août. 1897. Sortie le 20 oct. 1897. 4e Femmes, n° 15.	28 août, 2 cachets.		S. D. positif	A. H. A. P. A a eu fièvre typhoïde? Réglée à 15 ans. régulièrement. 16 ans, grippe. Mariée à 27 ans 4 enfants dont 3 ont actuellement la fièvre typhoïde. Paraît avoir eu de la colite muco-membraneuse. M. A. Début.	27 août, 38°7.	Cœur normal.	27 août.	Début (Juillet). Constipation et anorexie. Probablement colite muco-membraneuse. Août. La malade se sent mieux, elle soigne ses filles atteintes de fièvre typhoïde. La malade fait des progrès. 27 août. Rate douloureuse et hypertrophiée. Douleur et gargouillisment dans la fosse iliaque droite. Langue saburrale,	Début. Cépha-lée. Insomnie. 27 août. Id.	27 août. Grande faiblesse. Conges-tion de la base gauche.			Guérison.
79. B... An-toinette, fille de la précédente. 4e Femmes, n° 42. Entrée le 16 août 1897. Sortie le 24 septembre 1897.	16 août, 2 cachets. 27 août. cessation . Durée 11 jours.			A. H. fille de la précédente. A. P.	15 août, 39°3 28 août 37°5. 26 août, 40 degrés. 28 août, 37 degrés. Durée, 12 jours.							Guérison.
80. B... José-phine. 2e fille d'A... Entrée le 27 août 1897. Sor-tie le 27 octobre 1897. 4e Femmes n° 15.	20 août 2 cachets. Durée 11 jours.			A. H. Fille d'A..., sœur de la précédente. A. P. M. A.	28 août, 39°7. 6 septembre 37°9. Durée 10 jours.							Guérison.
81. B... Philo mène, 3e fille d'A..., 10 ans. 4e Femme, n° 44. Entrée le 19 août 1897. Sortie le 29 septemb. 1897.	28 août, 2 cachets. 28 août, suppress. Durée 8 jours.		S. D. positif	A. H. Fille et sœur des précé-dents. A. P. M. A. Début, le 16 août.	19 août, 39°3. Défer-vescence le 4e jour. 27 août, apyrexie.	19 août. Cœur normal.	19 août. Pas d'albumine.	19 août. Douleur et gargouil-lement dans la fosse iliaque droite. Rate grosse et doulou-reuse à la pression.	16 août. Début par de la cépha-lée.	16 août. Toux Faiblesse géné-rale. 19 août. Râles de bronchite sur-tout aux bases. Tousse beaucoup.			Guérison.

NOM, AGE Entrée, Sortie	TRAITEMENT		S. D.	ANTÉCÉDENTS	Température. Durée de la fièvre depuis le début du traitement.	CŒUR ET POULS	URINE. Albumine	S. DIGESTIF	S. NERVEUX	S. DIVERS Poumons; État général.	Complications	Rechute	Terminaison
	Spécifique	Associé											
82. F... Marie, domestique, 29 ans, 4e femmes, n° 7. Entrée le 27 août 1897. Sortie le 10 octob. 1897.	29 août. 2 cachets. 12 sept. Cessation. Durée, 13 jours.		S. D. positif.	A. H. Rien. A. P. Réglée à 14 ans régulièrement. M. A. Début il y a 8 jours.	30 août. 41°2. Défervescence progressive de 4 jours. 11 sept. Apyrexie. Durée, 13 jours.	27 août. Pouls, 120. Souffle mésosystolique à la pointe.		Début. Constipation. Anorexie. 27 août. Météorisme. Gargouillement. Taches rosées ass. abondantes. Rate, 6 centimèt.	Début. Céphalée. 27 août. Céphal.	Début. Courbat. 27 août. Poum. normal.			Guérison.
83. V... Alphonse; séminariste, 21 ans. Sainte-Jeanne, n° 12. Entrée le 30 août 1897. Sortie le 17 octobre 1897.	31 août. 2 cachets. 6 sept. Cessation. Durée, 8 jours.		S. D. positif.	A. H. Rien. a 5 sœurs mortes. a en bonne santé. A. P. Surmenage pour préparation d'examen. Habite St.-Priest où il y a plusieurs fièvres typhoïdes dans le voisinage. M. A. Début il y a 8 jours.	30 août. 38°3. 7 septembre. Apyrexie. Durée, 9 jours.	30 août. Cœur souple. Pouls, 90.	30 août. Urine foncée, beauc. d'urates. Albumine légère.	Début. Diarrhée et douleurs abdominales. 30 août. Ventre souple. Douleur et gargouillement dans la fosse iliaque droite. Quelques taches rosées. Rate, 7 centimèt.	Début. Céphal.	Début. Courbat.			Guérison.
84. M... Marie, culotière, 33 ans. Entrée le 30 oct. 1897. Sortie le 30 nov. 1897.	31 octobre. 2 cachets.		4 nov. S. D. positif.	A. H. Père. Mère, cancer d'estomac. Un frère mort en bas âge. A. P. Réglée à 15 ans. Chlorose à 18 ans. Mariée à 21 ans. Mari mort en 3 enfants morts de méningite Un enfant né avant terme et mort. Un enfant avant et bien portant. M. A. Début il y a 15 jours.	30 octobre. Normal. 23 novemb. P. A., 8. 30 novemb. 1er bruit un peu soufflant.		Début. Douleur abdominale. Diarrhée. Anorexie. 30 octobre. Tympanisme. Douleur. Langue saburrale, rouge sur les bords. Rate grosse. Douleur et gargouillement dans la fosse iliaque droite.	Début. Céphal. 30 oct. Prostration.	Début. Faiblesse Petit épistaxis.			Guérison.
85. F... Célina, tisseuse, 23 ans, 4e femmes, n° 17. Entrée le 14 sept. 1897. Sortie le octobre 1897.	14 sept. 2 cachets. 27 sept. Cessation. Durée, 12 jours.		S. D. positif.	A. H. Parents bien portants. A. P. Réglée à 15 ans. Régulièrement. Un enfant à 20 ans,	16 septemb. 40°2. 28 septemb. Apyrexie. Durée, 13 jours.	14 septembre. Bruits un peu faibles, mais bien frappés.	14 sept. Pas d'album.	Début. Diarrhée intense. Soif vive. Langue saburrale. Anorexie. 14 septembre. Ventre légèrement ballonné. Gargouillement dans la fosse iliaque droite. Pas de taches rosées. Langue saburrale.	Début. Céphal.	Début. Frisson. Faiblesse. 14 septembre. Amaigrissement. Poumon. Sommet gauche; subma-			Guérison.

NOM, ÂGE Entrée, Sortie.	TRAITEMENT		S.D.	ANTÉCÉDENTS	Température Durée de la fièvre depuis le début du traitement.	CŒUR ET POULS	URINE Albumine.	S. DIGESTIF	S. NERVEUX	S. DIVERS Poumons. État général.	Complications.	Rechute.	Terminaison.
	Spécifique.	Associé.											
				mort à 11 mois de dysenterie S'enrhume facilement. Tousse l'hiver. Malade depuis 2 à 3 m., avec, au début, frisson et céphalée. Amaigrissement.						lité, respiration soufflante. Quelques râles au som. dr. Submatité. Sibilances. Bronchop. Exagération des vibrations.			
86. M... Mar., 26 ans, 4° femmes, n° 14. Entrée le 15 septemb. 1897. Sortie le 10 nov. 1897.	18 sept. 2 cachets. 15 octobre. Suppress. Durée, 31 jours,			*A. H.* Mère morte à 32 ans. 40°6. *M. A.* Début il y a 12 jours.	16 septemb. 40°6. Hyperthermie longue. 16 octobre. Apyrexie. Durée, 30 jours.	13 septemb. Cœur normal.	15 sept. Albumine	15 septembre. Langue sabur., rouge sur les bords. Douleur et gargouillement dans la fosse iliaque droite. Rate grosse. 20 octobre. Forte diarrhée.	*Début.* Céphal. 13 septembre. Prostration.	*Début.* Fatigue générale. 16 sept. Toux. Râles humides aux deux bases. Congestion de la face.			Guérison.
87. L... J..., coiffeuse, 19 ans, 4° femmes, n° 22. Entrée le 16 sept. 1897. Sortie le 26 oct. 1897.	17 sept. 2 cachets 28 sept. Cessation. Durée, 5 jours.		17 sept. S. D. positif	*A. H.* Père mort de pneumonie. — Mère morte en couches, a sœurs, 1 frère en bonne santé. *A. P.* Réglée à 13 ans irrégulièrement. Chlorose à 14 ans. Angines fréquentes. Toux pendant la nuit. Céphalée depuis 1er mai. Bronchite depuis 1er mai. *M. A.* Début il y a 8 jours.	17 septemb. 40°2. Apyrexie. Durée, 6 jours.	16 septemb. Pouls, 90.		*Début.* Diarrhée abondante. État nauséeux. Anorexie. Angine. 16 septembre. Langue saburrale. Anorexie. Douleur et gargouillement dans la fosse iliaque droite. Rate grosse. Pas de taches rosées.	*Début.* Céphal. intense. 16 septembre. Céphalée surtout nocturne. Cauchemars.	*Début.* Frissons. Épistaxis. Amaigrissement. 16 septembre. Expectorat. adhérente. Submatité au sommet gauche avec bronchophonie.			Guérison.
88. H ... Marguerite, brodeuse 34 ans, 4° Femmes, n° 24. Entrée le 18 sept. 1897. Sortie le 18 octobre 1897.	19 sept. 2 cachets 28 sept. Cessation. Durée 9 jours.			*A. H.* Mère morte d'affection utérine. *A. P.* Mariée, 3 enfants vivants et bien portants. Bronchite il y a 4 ans. Tousse facilement. Salpyngite opérée il y a 3 ans. *M. A.* Début il y a 16 jours.	19 septemb. 39°7. 29 septemb. 37°2. Durée 10 jours	19 septemb. Choc précordial peu énergique. Bruits mal frappés. Souffle intermittent à la base. Pouls, 104.	18 septemb. Pas d'albumine.	*Début.* Douleur violente dans l'abdomen. Diarrhée. 18 septembre. Signes abdominaux peu nets.	*Début.* Céphalée. 17 septemb. Abattement.	*Début.* Épistaxis 18 septembre. Faciès typhique. Induration au sommet des deux poumons.	Tuberculose pulmonaire		Guérison.

NOM, AGE Entrée, Sortie	TRAITEMENT Spécifique	Associé	S. D.	ANTÉCÉDENTS	Température Durée de la fièvre depuis le début du traitement	CŒUR ET POULS	URINE Albumine	S. DIGESTIF	S. NERVEUX	S. DIVERS Poumons. État général	Complications	Rechute	Terminaison
89. B..., Antonin, maçon, 19 ans. Ste-Jeanne, n° 12. Entré le 19 sept. 1897. Sorti le 19 octobre 1897.	20 sept. 11 cachets. 2 octob. Cessation. Durée 12 jours.		19 sept. S. D. positif	A. H. Parents bien portants. Sœur morte à 8 ans de fièvre typhoïde. A. P. Tousse l'hiver. M. A. Début il y a 10 jours.	20 septemb. 40 degrés. 3 septemb. Apyrexie. Durée 18 jours.	19 septemb. Bruits sourds. Pouls, 120. 23 septemb. Dicrotisme manqué.		Début. Anorexie. Soif vive. 19 septembre. Diarrhée. Douleurs abdominales par crises. Douleur et gargouillement dans la fosse iliaque droite. Pas de taches rosées. Rate, 4 doigts. Langue saburrale, rouge sur les bords. 23 septembre. Taches rosées abondantes. Vomissements.	Début. Céphalée très violente. Insomnie.	Début. Etourdissement. 19 septembre. Transpiration très abondante. Bronchite. Au sommet gauche : Submatité. Diminution des vibrations. Respiration soufflante.	Bacillose pulmonaire.		Guérison.
90. C..., Elise, couturière, 28 ans. 4e Femmes, n° 17. Entrée le 15 octobre 1897. Sortie le 6 décembre 1897.	16 octob. 2 cachets. 5 novem. Cessation. Durée 22 jours.		S. D. positif	A. H. Mère morte. A. P. Réglée à 13 ans régulièrement. A 18 ans angine. M. A. Début il y a 15 jours.	15 octobre la fièvre cède au bout de 3 novembre. 36°9, puis grand frisson 40°8. 5 novembre. Apyrexie. Durée 21 jours.	16 octobre. Cœur normal. Pouls, 104.		Début. Douleur abdominale. 13 octobre. Langue saburrale, sèche, rouge sur les bords. Rate grosse et douloureuse. Douleur et gargouillement dans la fosse iliaque droite. Diarrhée. 25 octobre. Deux méléenas. 3 novembre. Ventre excessivement ballonné et douloureux. 5 novembre. Id. Etat général grave. 7 novembre. Amélioration.	Début. Céphalée intense. Sonorité. Bourdonnement d'oreille. 15 octobre. Céphalée toujours intense.	Début. Frissons. Bronchite généralisée. Grand frisson. la température passe de 36·6 à 40·6. 7 novembre. Amélioration.			Guérison.
91. C..., Pierre, cordonnier, 35 ans. Ste-Jeanne, n° 14. Entré le 11 octobre 1897. Sorti le 6 novembre 1897.	12 octob. 2 cachets. 18 octob. Cessation. Durée 7 jours.		S. D. négatif	A. H. Mère morte de fièvre typhoïde. A. P. M. A. Début il y a 13 jours.	11 octobre 39°5. 19 octobre 37°8. Durée 8 jours.	11 octobre. Cœur régulier. Pouls, 104.	11 octobre Pas d'albumine.	Début. Anorexie. 11 octobre. Langue saburrale, rouge sur les bords. Diarrhée très forte. Douleur abdominale. Gargouillement dans la fosse iliaque droite.	Début. Céphalée. Insomnie.	Début. Frisson. Epistaxis. Courbature générale.			Guérison.
92. G..., Antoinette, 19 ans. 4e Femmes, n° 19. Entrée le 6 novem. 1897. Sortie le 26 novemb. 1898.	6 novem. 2 cachets.		S. D. dout.	A. H. Mère morte de fièvre typhoïde. A. P. Bonne santé habituelle boit de l'eau du puits. Fièvre typhoïde dans le voisinage. M. A. Début il y a 15 jours.	5 novembre.	5 novembre. Cœur normal. 1er bruit un peu sourd à la pointe.		Début. Constipation puis diarrhée. 5 novembre. Langue saburrale, rouge sur les bords. Rougeur du pharynx. Vomissements abondants depuis 2 jours. Anorexie absolue. Douleur et gargouillement dans la fosse iliaque droite. Taches rosées discrètes. Rate grosse. Foie augmenté de volume.	Début. Frisson habituel. 5 novembre. Sibilances aux bases.	Début. Céphalée 5 novembre. Bourdonnement d'oreille.			Guérison.
93. D..., François, employé, 27 ans. Sainte-Jeanne, n° 7. Entré le 22 décembre 1897. Sortie le 24 janvier 1898.	23 déc. 2 cachets. 29 déc. Suppression. Durée, 6 jours.		19 janvier. S. D. positif	A. H. Parents bien portants. 7 frères ou sœurs bien portants. A. P. Ethylisme et absinthisme léger. Céphalée et insomnie depuis	19 janvier. A. H. Parents bien portants. 23 décembre 39°2. 29 décembre 37°8. Apyrexie. Durée, 6 jours.	23 décembre. 1er bruit est impulsif. Sensation de choc. 2e bruit, dédoublement inconstant. Pouls, 84. 6 janvier.	22 décembre. Beaucoup d'urates. Pas d'albumine.	Début. Constipation, anorexie. 22 décembre. Langue saburrale, rouge sur les bords. Anorexie. Gargouillement dans F. I. D. Douleur dans F. I. G. Rate, 3 doigts. Foie hypertrophié.	Début. Céphalée très violente. 19 septembre. Insomnie.	Début. Etourdissement. 19 septembre. Transpiration très abondante. Bronchite. Au sommet G : submatité. Diminution des vibrations. Respiration soufflante.			Guérison.

NOM, AGE Entrée, Sortie.	TRAITEMENT Spécifique	TRAITEMENT Associé	S. D.	ANTÉCÉDENTS	Température. Durée de la fièvre depuis le début du traitement.	CŒUR ET POULS	URINE Albumine.	S. DIGESTIF	S. NERVEUX	S. DIVERS Poumons État général.	Complications	Rechute	Terminaison
				1 mois. M. A. Début il y a 10 jours.		Eréthisme du cœur et des vaisseaux. Dédoublement du 1er bruit. Retard du pouls. Tracé. 19 janvier. P. A. 16.							Guérison.
94. R..., Francisque, cultivateur, 20 ans, Sainte-Jeanne, n° 10. Entrée le 24 mars 1898. Sortie le 29 avril 1898.	25 mars. 2 cachets.		23 mars S. D. positif	A. H. Père mort de bronchite. Mère tousse l'hiver. 4 frères en bonne santé. A. P. Rien. M. A. Début il y a 11 jours.	24 mars. 39 degrés.	24 mars. Pouls, 100. P. A. 10. Dicrotisme marqué.	24 mars. Apathie. Prostration, paroi céphalée.	Début. Inappétence. Douleur gastrique. 23 mars. Rate grosse. 28 mars. Gargouillement. Ballonnement du ventre. Quelques taches rosées, assez abondantes.		Début. Epistaxis. 24 mars. Induration suspecte au sommet des deux poumons. Coloration bronzée de tout le corps. Eruption d'orticaire.			Guérison.
95. N..., Marie, employée de commerce, 4° femmes, n° 8. Entrée le 30 mai 1898. Morte le 11 juin 1898.	31 mai. 2 cachets. 11 juin. Mort. Durée, 11 jours.	7 juin. Bains tièdes. 2 par jour. 11 juin. Mort.	7 juin S. D. positif à 1/50	A. P. Père mort d'accident. Mère, frère, sœurs sont bien portants. A. P. Rien. M. A. Début il y a 20 jours.	31 mai, 40°7. 11 juin, 40°n. Mort.	30 mai, Cœur normal. Pouls 112, non dicrote. 2 juin. P. A. 12,8. Dicrotisme accentué. Pouls, 120. 4 juin. P. A. 13. 5 juin. Dépôt pultacé sur le pilier droit. 6 juin. P. A. = 11. 7 juin. P. A. Bruits du cœur un peu sourds. 8 juin. P. A. 13. 9 juin. Pouls 120. P. A. 12. 10 juin. P. A. 13.	30 mai. Urines, bouillon trouble. Pas d'albumine. 3 juin. Albumine abondante. 8 juin. Albumine abondante.	Début. Inappétence. Douleur épigastrique. Diarrhée très fétide. 30 mai. Langue saburrale, humide, rouge sur les bords. Ventre météorisé. Gargouillement. Pas de taches rosées. Diarrhée fétide, mais peu abondante. Pas de douleur abdominale, même à la pression. Rate peu grosse. 2 juin. Taches rosées rares. 3 juin. Diarrhée diminuée. 9 juin. Quelques taches rosées. 10 juin. La malade se couche sur le côté pour la première fois.	Début. Céphalée. 30 juin. Céphalée intense. Tremblement des lèvres, dyspnée toxique. 31 mai. Prostration. Somnolence, plaintes. 7 juin. Surdité. 8 juin. Délire tranquille. Marmottement. 9 juin. Délire d'action.	Début. Epistaxis. 30 juin. Facies vultueux. Yeux brillants.	11 juillet. Hémorragie intestinale qui n'a pu être arrêtée et dont la malade meurt.		11 juillet. Mort par hémorragie intestinale.
96. V..., Auguste, voiturier, 21 ans, Sainte-Jeanne, n° 17. Entrée le 1er juin 1898. Sortie le 30 juin 1898.	2 juin. 2 cachets. 6 juin. Suppression. Durée, 6 jours.		4 juin S. D. positif 6 juin S. D. positif	A. H. Parents bien portants. Frère mort en bas âge. Sœur morte de tuber. A. P. Bonne.	2 juin. 40 degrés. 9 juin. Apyrexie. Durée, 7 jours.	1er juin. Cœur normal. Pouls fort tendu, 70. P. A. 12 à 13. 3 juin. Pouls un peu dicrote. 4 juin. P. A.	1er juin. Pas d'albumine. 3 juin. Albumine. 4 juin. Albumine.	Début. Anorexie. 1er juin. Langue saburrale, épaisse, étalée. Ventre tendu, non ballonné. Gargouillement dans la fosse iliaque D. Rate grosse.	Début. Céphalée. 1er juin. Céphalée violente. 6 juin. Disparition de la céphalée.	Début. Frissons. Toux légère. 4 juin. Facies vultueux. Yeux brillants.			Guérison.

NOM, AGE Entrée, Sortie.	TRAITEMENT Spécifique	Associé	S. D.	ANTÉCÉDENTS	Température. Durée de la fièvre depuis le début du traitement.	CŒUR ET POULS	URINE Albumine	S. DIGESTIF	S. NERVEUX	S. DIVERS Poumons Etat général.	Complications	Rechute	Terminaison
				santé. M. A. Début il y a 5 jours.		10 à la radial. P. A. 8 à la temporale. 10 juin. P. A. 13. 17 juin. P. A. 12.		3 juin. Rate grosse, 12 cent. Circonfér. abdominale, 75 cent. 5 juin. Rate diminuée.					
97. S., Louise, domestique, 18 ans, 4e femmes, n° 4a. Entrée le 28 juillet 1898. Sortie le 4 septembre 1898.	29 juillet. 2 cachets. 12 août. Suppression. Durée, 18 jours.	4 août. Quelques bains tiè- des jus- qu'au 9 août.	S. D. agglut. à 1/10 para 1/30	A. H. Parents bien portants. A. P. Réglée à 12 ans, regu- lièrement. A 7 ans, rougeole. Migraine. Epis- taxis fréquents. M. A. Début il y a 4 jours.	28 juillet, 40°7. 13 août. Apyrexie. Durée, 16 jours.	28 juillet. Bruits bien frappés. Pouls légèrement di- crote, 110. 31 juillet. Léger galop. a août. Pouls 120.	28 juillet. Pas d'albu- mine.	28 juillet. Ventre douloureux. Taches rosées. Rate à travers de doigt. Langue saburrale, humide, rouge sur les bordes à la pointe. Constipation opiniâtre.	Début. Céphalée. 28 juillet. Abat- tement.	Début. Frissons 28 juillet. Sihi- lances. 31 juillet. Epis- taxis abondant.			Guérison.
99. D... J..., Journalier, 21 a., 3e femmes, n° 3. Entrée le 28 juil- let 1898. Sortie le 23 septembre 98.	29 juillet 2 cachets. 19 août. Cessation. Durée, 21 jours.			A. H. Père mort à 52 ans d'affection aiguë du poum. Mère morte à 47 ans. 6 frères morts, 4 bien portants. A. P. Bonne santé.. M. A. Début il y a 4 jours.	28 juillet, 39°9. 20 août. apyrexie. Durée, 23 j.	28 juillet. Cœur normal. 1er août. Bruits un peu sourds.	28 juillet. Pas d'albu- mine. 1er août. Pas d'albu- mine.	Début. Douleurs abdominales. 28 juillet. Douleurs vives dans l'abdomen. Rate, à tra'vers du doigt. Langue blanche en sèche au milieu, rouges sur les bords. 1er août. Pas de taches rosées. 2 août. Un peu de diarrhée.	Début. Céphalée 28 juillet. Céph. Insomnie.	Début. Frissons 28 juillet. Faciès vultueux Signes bronchite dissé- minée dans le pou- mon.			Guérison.
99. C... Louis, apprêteur, 18 a., Ste-Jeanne, n° 47. Entrée le 5 août 1898. Sortie le 14 septembre 98.	6 août. 2 cachets. 12 août. Durée, 6 jours.			A. H. Parents bien portants. A. P. 8 ans, affection febrile. M. A. Début il y a 15 jours.	6 août, 40°2 12 août. apyrexie. Durée, 6 j.	5 août, 2e hr. sourd, rythmé de galop. Pouls, 110. Di- crote.	5 août.	Début. Anorexie. Diarrhée fréquente, douloureuse. 5 août. Diarrhée. Taches rosées abondantes. Ventre mé- téorisé et douloureux. Gargouil- lement dans la fosse iliaque droite. Rate, 10 centimètres. Angine.	Début. Céphal. violente. 8 août. Surdité.	Début. Frissons 5 août. Bron- chite généralisée subsistant à gau- che. Tousse peu. Expectorat. aéré.			Guérison.
100. R... M..., 17 a., couturière, 4e femmes, n° 47. Entrée le 7 août 1898. Sortie le 24 septembre 98.	8 août, 2 cachets. 28 août. Suppress. Durée, 16 jours.	8 août. Bains tiè- des à 30 de- grés, 8 par jour. 13 août. Suppress.	9 août S. D. — +	A. H. Père mort cardiaque. Mère bien por- tante. A. P. Rou- geole. Nerveuse. Palpitation car- diaque. M. A. Début il y a 7 jours.	7 août, 40°2. 28 août. apyrexie. Durée, 17 j.	7 août. Cœur rapide, 2e hr. prolongé, don- nant impres- sion du galop. Pouls dicrote, 128.	7 août. Albumine. 21 septembr. pl. d'album.	Début. Diarrhée. 7 août. Météorisme. Douleur et gargouillement dans la fosse iliaque droite. Anorexie. Langue sale, noire au centre, rouge aux bords. Amygdalite. 1 tache ro- sée. Rate, 11 centimètres.	Début. Céphalée 7 août. Abatte- ment.	Début. Frissons 2 août. Eruption de sudamina. Au sommet dr. Sub- matité, râles sibi- lants et crépitants en avant et en arrière.	Broncho- pneumonie à droite.		Guérison.

NOM, AGE Entrée, Sortie	TRAITEMENT Spécifique	Associé	S. D.	ANTÉCÉDENTS	Température. Durée de la fièvre depuis le début du traitement.	CŒUR ET POULS	URINE Albumine.	S. DIGESTIF	S. NERVEUX	S. DIVERS Poumons. Etat général.	Complications	Rechute	Terminaison
101. M... C..., domestique, 53 ans, 4e femmes, n° 40. Entrée le 11 août 1898. Sortie le 4 septembre 1898.	12 août. 2 cachets. 17 août. Suppres s. Durée, 6 jours.		S. D. dou teux.	A. H. Père mort de la goutt. Mère morte de pleurésie. A. P. Rien. M. A. Début il y a 17 jours.	11 août. 40°1. 19 août, apyrexie. Durée, 8 j.	11 août, Pouls fait régulier, 100, galop gau che net.	11 août. Urine claire faibl. album.	Début. Diarrhée légère. 11 août Douleurs abdominales légères. Météorisme. Paroi ten due. Gargouillement dans la fosse iliaque droite. Taches rosées. Rate peu grosse.	11 août. Céphal.	11 août. Respiration un peu rude en arrière et à droite.			Guérison.
102. P..., L..., ménagère, 56 ans. Entrée le 13 août 1898. Sortie le 8 septembre 1898.	13 août. 2 cachets. 18 août. Suppres sion. Durée, 4 jours.			A. H. Père mort en 1870 de la variole. Mère bien portante. A. P. Réglée à 14 ans. Mariée à 18 ans. 5 en fants, dont 2 morts. M. A. Début il y a 13 jours.	13 août, 39°8. 15 août, apyrexie. Durée, 3 jours.	13 août. Cœur normal.		13 août. Ventre ballonné. Gar gouillement dans la fosse iliaque droite. Rate, 4 travers de doigt. Langue saburrale, un peu sèche.	Début. Céphalée 13 août. Abattu ment. Cé phalée. Douleur lombaire.	13 août. Dysp née assez considé rable. Nombreux râles sibilants et ronflants généra lisés. Toux fré quente.			Guérison.
103. L..., B..., blanchisseuse, 48 ans, 4e femmes, n° 44. Entrée le 26 août 1898. Sortie le 6 octobre 1898.	27 août. 2 cachets. 1er sep tembre. Suppres sion. Durée, 5 jours.			A. H. Rien. A. P. Bron chite depuis 15 ans. M. A. Début il y a 15 jours.	26 août, 39°2. 2 sept. apyrexie. Durée, 7 jours.	26 août. Pouls, 140. Br. très sourds.	Pas d'albu mine.	Début. Diarrhée. 28 août. Langue saburrale, rouge sur les bords. Douleur et gargouillement dans la fosse iliaque droite. Taches rosées. Rate, 3 travers de doigt. Angine légère.	Début. Céphalée 26 août. Acca blement, torpeur.	Début. Frissons Toux. 26 août. Respi ration, 36. Gros râles de bronchite Goitre assez gros.			Guérison.
104. P..., R..., domestique, 18 ans. 4e femmes, n° 40. Entrée le 4 septembre 1898. Sortie le 24 sep tembre 1898.	5 sep tembre. 2 cachets. 10 sep tembre. Suppres sion. Durée, 6 jours.			A. H. Parents bien portants. A. P. Réglée à 13 ans réguliè rement. Rou geole à 10 ans. Fièvre typhoïde dans sa maison. M. A. Début il y a 8 jours.	5 sept. 39°7. 11 sept. apyrexie. Durée, 6 jours.	4 septembre Cœur normal.	4 septem bre. Allu mine. 21 septembre Pas d'al bumine.	Début. Constipation. Douleurs abdominales. 4 septembre. Langue sabur rale, rouge sur les bords, sèche et pâteuse. Douleur et gargouil lement dans la fosse iliaque droite, à taches rosées, pas très nettes. Rate douloureuse et grosse. Constipation.	Début. Céphalée violente. 4 septembre. Un peu d'abattement. Légère surdité de l'oreille droite.	Début. Lassitu de. Courbature. 4 septembre. Râles de bronch. disséminés dans le poumon.			Guérison.
105. B..., Ma rie, domestique, 19ans,4e femmes, n° 42. Entrée le 7 sept. 1898, sor tie le 28 octobre 1898.	8 sept. 2 cachets. 30 sept 2 cachets. Durée, 22 jours.		S. D. faible ment positif.	A. H. A. P. Boit de l'eau du puits. M. A. Début il y a 21 jours.	7 sept. 40°3. 1er oct. Apyrexie. Durée, 24 jours.	7 septem. Souffle méso systolique de la pointe. Pouls dicrote, 106. 22 novemb. P. A. 110.	7 septemb. l'as d'albu minurie.	Début. Diarrhée. Douleurs abdominales. 7 septembre. Langue sabur rale. Douleurs et gargouille ments dans la fosse iliaque droite. Rate, 5 travers de doigts. Taches rosées abon dantes. 19 septembre. Douleurs abdominales.	Début. Cépha lée. Surdité légère.	7 septembre. Râles humides aux sommets et aux bases. 20 septembre. Râles sous-crépi tant à la base droite. 24 septembre. Phlébite de la jambe gauche. 27 septembre. Expectoration sanguinolente.	24 septembre Phlébite à la jambe gauche.		Guérison.

NOM, AGE Entrée, Sortie	TRAITEMENT Spécifique	Associé	S. D.	ANTÉCÉDENTS	Température Durée de la fièvre depuis le début du traitement.	CŒUR ET POULS	URINE Albumine.	S. DIGESTIF	S. NERVEUX	S. DIVERS Poumon. État général.	Complications	Rechute	Terminaison
										28 septembre. Expectoration couleur chocolat. Matité, obscurité égophonie à la base droite. 5 octobre. Amélioration.			
106. B..., Léopold, journalier, 57 ans, Sainte-Jeanne, n° 21. Entré le 8 sept. 1898, sorti le 24 octobre 1898.	9 sept. 2 cachets. 16 sept. Suppres. Durée, 6 jours.			A. H. A. P. M. A. Paraît avoir débuté il y a un mois. Il y a dix jours, hémorragie intestinale.	8 sept. 40°2. 17 sept. Apyrexie. Durée, 9 jours.	9 septemb. Cœur régulier. Galop gauche.	8 septemb. Pas d'albuminurie.	Début. Diarrhée. 8 septembre. Langue rôtie. Gorge rouge. Douleurs et gargouillements dans F. I. D. Rate grosse. Quelques taches rosées.	Début. Céphalée. 5 septembre. Abattement marqué, torpeur.	8 septembre. Bronchite légère.	Hémorragie intestinale, av. son entrée.		Guérison.
107. F..., Marguerite, ménagère, 46 ans, 4e femmes, n° 19. Entrée le 19 septembre 1898, sortie le 27 octobre 1898.	20 sept. 2 cachets. 30 sept. Suppres. Durée, 11 jours.		S. D. positif.	A. H. A. P. Un enfant mort à 13 ans. Il y a 3 ans accès de tétanie. Il y a un an, fièvre indéterminée. Boit de l'eau de puits. Plusieurs personnes ont la fièvre typhoïde dans le quartier. M. A. Début il y a 8 jours.	19 sept. 38°8. Baisse au bout de 4 jours, 37°. 27 sept. 36°8. Apyrexie. Durée, 13 jours.	19 septemb. Pouls d'amplitude moyenne régulier, sans dicrotisme.	19 sept. Pas d'albuminurie.	Début. Constipation. Anorexie. Vomissements. 19 septembre. Langue saburrale. Muguet. Quelques taches rosées. Ventre souple.	Début. Céphalée. Surdité légère.	19 septembre. Râles au 2 bases en arrière.		1 rechute très légère	Guérison.
108. M..., Amélie, 20 ans, 4e femmes, n° 20. Entrée le 10 sept. 1898, sortie le 27 octobre 1898.	11 sept. 2 cachets. 1er oct. Suppres. Durée, 22 jours.		S. D. positif.	A. H. A. P. A eu un enfant il y a 7 mois et le nourrit. Boit de l'eau de puits. A cessé d'allaiter son enfant depuis 2 jours. Congestion laiteuse. Pansem, compressif. M. A. Début il y a 15 jours.	10 sept. 40°5. 2 oct. Apyrexie. Durée, 22 jours.	10 septemb. Cœur normal. 26 septemb. 1er bruit sourd.	10 sept. Pas d'albuminurie.	Début. Douleur abdominale. 10 septembre. Langue saburrale, rouge sur les bords. Diarrhée. Météorisme. Douleurs. Gargouillements dans F. I. D. Rate peu grosse. Taches rosées abondantes. 15 septembre. Ulcérations sur le pilier gauche qui disparait le 19 septembre.	Début. Céphalée. 10 septembre Céphalée intense.	10 septembre. Bronchite. 26 septembre. Expectoration muco-purulente. 28 septembre. Submatité et râles crépitants à la base droite.			Guérison.

NOM, AGE Entrée, Sortie	TRAITEMENT Spécifique	Associé	S. D.	ANTÉCÉDENTS	Température. Durée de la fièvre depuis le début du traitement.	CŒUR ET POULS	URINE Albumine.	S. DIGESTIF	S. NERVEUX	S. DIVERS Poumons. État général.	Complications	Rechutes	Terminaison
109. D..., Jennay, empl. 17 ans, 4° femmes, n° 43. Entrée le 14 septembre 1898, sortie le 10 octobre 1898.	13 sept. 2 cachets. 22 sept. Cessation. Durée. 8 jours.		S. D. douteux.	A. H. Mère morte à 35 ans d'un néoplasme de l'estomac. A. P. Réglée à 13 ans, régulièrement. Tuberculose ganglionaire. Suppuration d'oreilles avec surdité légère. M. A. Début Il y a 12 jours.	14 sept. 40°3. Défervescence au bout de 4 j. Au bout de 8 jours Apyrexie. Durée. 8 jours.	14 septembre. Cœur normal. Pouls, 128.	14 septemb. Traces d'albumine. 24 septemb. 21 sept. Pas d'albumine.	14 septembre. Météorisme. Langue saburrale, rouge sur les bords. Gargouillements dans F. I. D. Rate, 8 centimètres.	Début. Céphalée. 14 septemb. Id.	14 septembre. Bronchite dans les 2 poumons.			Guérison.
110. T..., Virginia, domest. 19 ans, 4° femmes, n° 40. Entrée le 24 sept. 1898, sortie le 3 nov. 1898.	24 sept. 2 cachets. 20 oct. Suppres. Durée. 25 jours.	12 bains tièdes.	S. D. positif.	A. H. Père mort du diabète. 7 frères et sœurs bien portants. A. P. Règles irrégulières. M. A. Début il y a 6 jours.	26 sept. 40°6. 21 oct. 37°1. Durée. 27 jours.	24 septembre. Pouls, 108. 14 octobre. Pouls, 110.	24 sept. Albumine considérable.	24 septembre. Langue sèche, saburrale, rouge au bord. Météorisme. Gargouillements et douleurs dans la fosse iliaque droite. Constipation. Nombreuses taches rosées. Rate, 3 centimètres.	Début. Céphalée. 24 sept. Abattement.	24 septembre. Bronchite. Toux. Expectoration adhérente à la base droite. Submatité, exagérations des vibrations. Râles sous-crépitante. Congestion à la base droite. 3 octobre. Diminution des S. de congestion. 12 octobre. Disparition de la congestion. La bronchite persiste.	Congestion pulmonaire.		Guérison.
111. M. Anna, ménagère, 30 ans, 4° femmes, n° 44. Entrée le 6 oct. 1898. Sortie le 28 novemb. 1898.	6 octobre. 2 cachets. 12 octobre. Suppres. Durée. 8 jours.		8 oct. S. D. positif.	A. H. Père mort d'une pleurésie. Mère morte à un âge avancé. 4 sœurs 1 frère bien portants. A. P. Réglée à 13 ans. Mariée à 15 ans. 3 enfants. 1 fausse-couche à 3 mois 1/2. Fluxion de poitrine à 18 ans. M. A. Début il y a 8 jours.	6 octobre. 39°9. 13 octobre. Apyrexie. Durée. 6 jours.	6 oct. Cœur normal. Pouls, 120. 10 octobre. Pouls, 100.	6 octobre. Pas d'albumine.	Début. Anorexie. 6 octobre. Ventre ballonné. Langue saburrale, rouge sur les bords, sèche. Douleur et gargouillement dans la fosse iliaque droite. Taches rosées, nombreuses. Rate, 3 travers de doigts.	Début. Céphal. 6 octobre. Abattement. Céphalée.	12 oct. Douleur dans le sein gauc.			Guérison.

NOM, AGE Entrée, Sortie	TRAITEMENT Spécifique	Associé	S. D.	ANTÉCÉDENTS	Température. Durée de la fièvre depuis le début du traitement	CŒUR ET POULS	URINE Albumine	S. DIGESTIF	S. NERVEUX	S. DIVERS Poumons, État général	Complications	Rechute	Terminaison
112. A...Françoise, pailleteuse, 20 ans. 4e Femmes, n° 24. Entrée le 7 octobre 1898. Sortie le 6 nov. 1898.	8 octobre. 2 cachets. Durée 7 jours		9 oct. S. D. positif. 11 oct. S. D. positif au 1/50	A. H. Père mort. Mère morte de fièvre typhoïde. Cinq frères morts. Trois frères bien portants. A. P. Fièvre scarlatine à 12 ans. M. A. Début il y a 7 jours.	7 octobre. 39°3 13 octobre. Apyrexie. Durée 8 jours.	7 oct. Cœur normal. 12 octobre. Pouls, 120 15 octobre. Pouls, 105.	7 octobre. Traces d'albumine.	Début. Diarrhée. 7 octobre. Langue sèche, suburrale. Vomissements. Douleur et gargouillement dans la fosse iliaque droite. Rate, 8 centim. 13 octobre. Douleur dans l'espace de Traube.	Début. Céphal. 7 octobre. Prostration.	7 oct. Fatigue générale. Toux. Râles humides aux deux bases. Congestion de la face.			Guérison.
113. V.... Catherine, ménagère, 26 ans. 4e Femmes, n° 20. Entrée le 12 oct. 1898. Sortie le 5 février 1898.	13 octobre. 2 cachets		S. D. positif.	A. H. A. P. M. A. Début il y a 21 jours.	12 octobre. 40°1.	12 octobre. Bruits atténués. Irrégularité. Pouls petit, faible, irrégulier. 13 octobre. Pouls plus fort, régulier, 100. 14 octobre Pouls régul., 111. 18 octobre. P. A., 12.	12octobre. Albumine. 13 octobre. Rétention d'urine.	Début. Diarrhée. 12 octobre. Langue sèche, rôtie. Lèvres fuligineuses. Quelques taches rosées. Diarrhée fétide. Rate, 3 centimètres. 13 octobre. 3 vomissements. 15 octobre. Muguet.	Début. Céphal. 9 octobre. Délire avec agitation. 12 octobre. Stupeur profonde. Pupille dilatée. Persistance du délire. 14 octob. Moins de prostration mais délire. 15 octobre. Carphologie. Forme ataxo-adynamique.	État génér. mauvais. 12 octob. Râles sibilants. 31 oct. Douleur et tuméfaction du mollet gauche.			Guérison.
114. B...Anne-Marie, ling., 36 ans. 4e Femmes, n° 20. Entrée le 14 septemb. 1898. Sortie le 27 oct. 1899.	15 sept. 2 cachets. 1eroctobre. Suppres. Durée 18 jours		S. D. dout.	A. H. Père mort. Mère bien portante. 1 frère mort à 9 ans de rougeole. A. P. Réglée à 18 ans, régulièrement. Grossesse il y a six ans. 1 enfant bien portant. Douleurs gastriques. M. A. Durée il y a 18 jours.	14 septemb. 40°. 10 septemb. 39°2. Apyrexie. Durée 18 jours.	14 septemb. Assourdiss. du 1er bruit.	14 sept. Pas d'albumine. 21 sept. Pas d'albumine.	Début. Anorexie. Douleurs d'estomac. 14 sept. Ventre ballonné. Constipation. Langue saburrale couverte de taches rosées sur l'abdomen. Rate 3 travers de doigt.	Début. Céphalée.	14 sept. Obscurité respiratoire en arrière. Râles de bronchite.			Guérison.
115. A..., Maria, télégraph., 24 ans. 4e Femmes, n° 41. Entrée le 14 octobre 1898. Sortie le 22 nov. 1898.	15 octobre 2 cachets. 6 novemb. Suppres. Durée 19 jours		15 oct. S. D. négatif. 21 oct. S. D. positif. entre 1/50 et 1/50	A. H. Père mort débute alcoolique. Mère bien portante. A frères morts en naissant, 1 frère vivant et bien portant. A. P. Réglée à 14 ans, irré-	14 octobre. 40°. 6 novembre. Apyrexie. Durée 21 jours.	14 octobre. Assourdiss. du 1er bruit. Pouls petit, mais régulier. 15 octobre. Pouls, 120. 22 octobre. Retard apparent du pouls.	14 octobre Pas d'albumine.	Début. Vomissement. Diarrhée. 14 octobre. Langue sèche, saburrale. Ventre ballonné. Douleur et gargouillement dans la fosse iliaque droite. Vomissement et diarrhée ont cessé. Quelques taches rosées. 15 octobre. Vomissements. 18 octobre. Rate, 3 travers de doigt.	Début. Céphalée.	14 oct. Respiration rude.			Guérison.

F. D.

2 d

NOM, AGE Entrée, Sortie.	TRAITEMENT Spécifique	TRAITEMENT Associé	S. D.	ANTÉCÉDENTS	Température. Durée de la fièvre depuis le début du traitement.	CŒUR ET POULS	URINE Albumine.	S. DIGESTIF	S. NERVEUX	S. DIVERS Poumons. État général.	Complications	Rechute	Terminaison
				gulièrement. Scarlatine à 6 ans. Santé languissante. Nerveuse. Anémique. M. A. Début il y a 5 jours.		Eclat marq. du ton pulm.							
116. P..., Joseph, journalier, 36 a. Ste-Jeanne n°. 16. Entré le 14 octobre 1898. Sorti le 7 nov. 1898.	18 octobre, a cachets, 19 octobre Suppres. Durée 3 jours		20 oct. S. D. positif.	A. H. Père mort il y a 3 semaines de la fièvre typhoïde. A. P. Grippe il y a 10 ans. M. A. Début il y a 3 semaines.	14 octobre. 89°2. 20 octobre. Apyrexie. 6 jours.	14 octobre. Cœur normal. Pouls régul., de tension un peu faible. 16 octobre. Bruit de galop. 20 octobre. Atténuation du 1er bruit.	14 octobre Albumine.	Début. Vomissement. Diarrhée abondante. 14 octobre. Langue sèche, saburrale. Diarrhée. Anorexie. Ventre ballonné. Douleur dans la fosse iliaque droite. Taches rosées nombreuses. Rate, 3 travers de doigt.	Début. Céphalée. Abattement.	Début. Frissons Epistaxis. 14 oct. Sibilances disséminées.			Guérison.
117. H...Léon, employé, 20 ans, Ste-Jeanne, n°12. Entré le 19 oct. 1898. Sorti le 7 novembre 1898.	20 octobre a cachets, 25 octobre Suppres. Durée 6 jours		S. D. positif.	A. H. Père diabétique. A. P. Fleurésie.. Epididymite tuberculeuse. M. A. Début il y a 15 jours.	19 octobre. 39°4. Descente après 4 jours. 25 octobre. Apyrexie. Durée 6 jours.	19 octobre. Dédoublement du 2e bruit. Pouls régulier. Tension moy. 20 octobre. Tendance au pouls lent. Accentuation du 2e bruit. Bruit pulmonaire avec précession pulmonaire. 26 octobre. P. A., 15.	19 octobre Pas d'albumine.	Début. Vomissement. 19 octobre. Langue sèche, rouge sur les bords. Douleur et gargouillement dans la fosse iliaque droite. Météorisme. Constipation. Rate, 3 travers de doigt. Quelques taches rosées.	Début. Céphalée. 19 octob. Abattement.	Début. Frissons 19 oct. Bronch. légère.			Guérison.
118. G... Guillaume, chaudronnier, 43 ans, Ste-Jeanne, n° 7. Entré le 27 octobre 1898. Sorti le 10 déc. 1898.	28 octobre, a cachets. 9 novembre. Suppression. Durée, 12 jours.	5 mars. bains à 24 degrés toutes les 3 heures.		A. H. Parents bien portants. A. P. Scarlatine à 6 ans. A. M. Début il y a 6 jours.	27 octobre 39°9. Descente régulière. 11 nov. Apyrexie. Durée, 15 jours.	27 octobre Atténuation du 1er bruit. Pouls dicrote régulier.	27 oct. Pas d'albumine.	Début. Vomissements. 27 octobre. Douleurs abdominales. Langue saburrale, rouge sur les bords. Ventre ballonné. Douleur et gargouillement dans la fosse iliaque droite. Rate. 6 travers de doigt. Pas de taches rosées.	Début. Céphal. Vertiges.	Début. Epistax. Céphalée.			Guérison.
119. F...Alice, coutur., 4e femmes, n° 40. Entrée le 3 nov. 1898. Sortie le 7 décembre 1898.	3 novem, bre. a cachets. 20 nov. Cessation. Durée, 20 jours.		S. D. positif.	A. H. A. P. Mariée. 1 enfant mort à 9 mois. Mari diabétique. M. A. Début il y a dix jours.	4 nov. 40°6. Abaissement continu avec défervescence marquée le 4e jour. 23 nov. Apyrexie. Durée, 20 jours.	3 novembre. Bruit bien frappé. Pouls assez fort dicrote.	3 nov. Albuminur. abondante.	Début. Diarrhée. 3 novembre. Diarrhée très forte. Douleurs abdominales vives, taches rosées très abondantes. Langue saburrale, rouge sur les bords. Rate grosse. 6 novembre. Taches rosées nouvelles abondantes. 19 novembre. Amélioration.	Début. Céphal. Vertiges. Céphal. Abattement.	Début. Epistax. Toux quinteuse. 3 nov. Bronchite.			Guérison.

NOM, AGE Entrés, Sortie.	TRAITEMENT		S. D:	ANTÉCÉDENTS	Température. Durée de la fièvre depuis le début du traitement.	CŒUR ET POULS	URINE Albumine.	S. DIGESTIF	S. NERVEUX	S. DIVERS Poumons. État général.	Complications	Rechute	Terminaison
	Spécifique	Associé											
120. D... M..., domest., 24 ans, 4ᵉ femmes, n° 41. Entrée le 3 mars 1899. Sortie le 24 mai 1899.	4 mars. 2 cachets.	5 mars. Bains à 24° toutes les 3 h.		A. H. Père mort subite- ment, 10 frères ou sœurs dont 2 morts. A. P. M. A. Début il y a 6 jours.	3 mars, 40°5. 14 mars, Amélliorat.	3 mars. Cœur normal. Pouls, 100.	3 mars. Albumine et urates.	Début. 3 mars. Langue saburrale, rouge sur les bords. Ventre bal- lonné. Pas de tâches rosées. Rate très grosse. 5 mars. Diarrhée très abon- dante.	Début. Fris- sons. Toux. 3 septembre. Bronchite. Dysp- née. Congestion de la face. Érup- tion scarlatini- forme. 10 mars. Con- gestion à la base droite. 12 mars. Con- gestion à la base gauche.	Début. Céphal. Vertiges.	Éruption scar- latiniforme.		Guérison.
121. F... Jo- seph, étudiant en pharmac., 25 ans, Sainte - Jeanne, n° 12. Entré le 20 juillet 1899. Sorti le 15 août, 1899.	21 juil. 2 cachets. 28 juil. Suppres- sion. Durée, 7 jours.			A. H. Mère morte de fièvre typhoïde? Père frères bien por- tants. A. P. M. A. Début il y a 6 jours précédé d'une période de 15 j. avec malaise, céphalaie.	20 juillet, 40°2. 27 juillet, Apyrexie. Durée, 6 jours.	20 juillet. Cœur régulier Contraction peu intense, couleur, ri- chop en redu- qulop. Pouls, 100.	20 juillet. Urines rares hautes en couleur, ri- chos en réidi- ment. Pas d'albumine.	Début. Douleurs abdominales. Anorexie. État nauséeux. 20 juillet. Langue saburrale, rouge sur les bords. Ventre tendu et météorisé. Gargouille- ment dans fosse iliaque droite. Constipation persistante. Taches rosées netles. Rate grosse.	Début. Céphal. intense. Prostra- tion.	Début. Épitaxis 20 juillet. Sibi- lance et ronchus dans tout le pou- mon. Toux légère.			Guérison.
122. T... José- phina, 18 ans, 4ᵉ femmes, n° 6. Entrée le 3 juin 1899. Sortie le 23 juin.	3 juin. 2 cachets.		S. D. Dou- leux.	A. H. Mère morte en couches. Père bien portant 2 sœurs, 1 amé- migue. A. P. Rou- geole dans l'en- fance. Réglée à 10 ans. Réguliè- rement. Angine à 16 ans 1/2. Surmenage ces derniers temps. M. A. Début il y a 8 jours.	Au début 40 degrés. 3 juin. 38°2. Apyrexie.	3 juin. Le cœur est régulier. Petit souffle systo- lique de la base. Souffle mésosystoliq. à la pointe.	3 juin. Pas d'albu- mine.	Début. Diarrhée. 3 juin. Langue saburrale, hu- mide, rouge sur les bords. Ano- rexie. Pas de tâches rosées. Ventre un peu météorisé. Diar- rhée légère.	Début. Céphal. intense.	Début. Point de côté. 3 juin. Respira- tion un peu rude à gauche. Quel- ques râles. Toux légère. Expecto- ration muco-pu- rulente, mais peu abondante.			Guérison.
123. M... Léo- nard, mouleur s. cuivre, 17 ans, Sainte - Jeanne, n° 9. Entré le 11 août 1899. Sor- ti le 7 septem- bre 1899.	12 août. 2 cachets. 13 août. Suppres- sion. Durée, 7 jours.		S. D positif. à 1/50	A. H. Père et mère morts d'af- fection inconnu. 1 frère et 1 sœur bien portants. A. P. Boit de l'eau minérale quelquefois de l'eau ordinaire. M. A. Début il y a 12 jours.	12 août, 39°6, baisse au 4ᵉ jour. 18 février, Apyrexie. Durée, 6 jours.	11 août. Bruit un peu voilé. Dédou- blement en contact du 2ᵉ bruit.	11 août. Pas d'albu- mine.	Début. Constipation. 11 août. Langue saburrale, rouge sur les bords. Gargouille- ment. Quelques taches rosées. Rate grosse.	Début. Céphal. Douleurlombaire. 11 août. Céphal. Douleurlombaire.	11 août. Som- met gauche dou- leux.			Guérison.

NOM, AGE Entrée, Sortie	TRAITEMENT Spécifique	Associé	S.D.	ANTÉCÉDENTS	Température. Durée de la fièvre depuis le début du traitement.	CŒUR ET POULS	URINE Albumine	S. DIGESTIF	S. NERVEUX	S. DIVERS Poumons. État général.	Complications	Rechute	Terminaison
124. G... Marie-Antoinette, ménagère, 37 ans, 4e femmes, n° 9. Entrée le 16 août 1899. Sortie le 18 déc. 1899.	17 août. 2 cachets. 11 sept. Suppression. Durée, 26 jours.	17 août, bains à 25 degrés toutes les 3 heures. Suppression.		A. I. Père mort cardiaque. Mère, sœur bien portantes. A.P. Mariée. 4 enfants bien portants. Pas de fausse couche. 2 enfants morts pendant l'accouchement. M. A. Début il y a 8 jours, elle allaite encore un enfant.	16 août, 40°6. La fièvre se maintient élevée. 11 sept. Apyrexie. Durée, 26 jours.	16 août Cœur normal. Pouls. Tension faible.		16 août. Langue saburrale, rouge à la pente et aux bords. Nausées. Taches rosées rares. Pas de gargouillement. Rate. 3 travers de doigt.	16 août. Pas de céphalée.	16 août. Rien aux poumons. Sein gauche douloureux.		27 oct. Rechute.	Guérison.
125. C... G..., Journalier, 32 a., Ste-Jeanne, n° 9. Entré le 30 août 1899. Sorti le 25 sept. 1899.	5? août. 2 cachets.		S.D. positif.	A. I. Père mort de pleurésie. Mère, frère, sœur, bien portants. A.P. Marié, pas d'enfant, à 24 ans, affect. chirurgicale de la jambe, à 26 a. pleurésie gauch. Abcès froid. S'enrhume facilement l'hiver. M. A. Début il y a 6 jours.	30 août, 39 degrés.	30 août, forts mais pas nets. Pouls dicrote.	30 sept. Albumine.	Début. Diarrhée. 30 juillet. Langue saburrale, rouge aux bords. Ventre météorisé. Quelques taches rosées. Rate, 3 doigts.	Début. Céphal. 30 août. Un peu de prostration.	Début. Frissons violents. 30 août. Poumon à gauche. Submatité. Respiration légèrement soufflante. A dr. emphysème quelques sibilances.			Guérison.
126. B... B..., maçon, 35 ans, Ste-Jeanne, n° 6. Entré le 1er sept. 1899. Sorti le 29 septembre 99.	2 sept. 2 cachets. 19 sept. Cessation. Durée, 9 jours.	2 sept. et 3 septemb. quelques bains à 28°	S.D. positif.	A. H. Père bien portant. Mère morte sœurs et sœur bien portante, 1 frère mort de typhoïde et malaria. A.P. Maladie infectieuse indéterminée. M. A. Début il y a 5 jours.	1er sept. 40°8 11 sept. Apyrexie. Durée, 10 jours.	1er sept. Br. un peu sourd. Pouls. 120. Dicrote.	1er sept. Albumine.	1er septembre. Langue saburrale, rouge sur les bords. Estomac douloureux. Météorisme. Diarrhée. Pas de taches rosées. Rate difficilement appréciable.	Début. Céphalée intense. 1er septembre. Prostration et stupeur.	Début. Faibles. 1er sept. Sommets submatis av. respiration obscure surtout à droite.			Guérison.
127. F... C..., domestique, 28 a., 4e femmes, n° 21. Entrée le 3 sept. 1899. Sortie le 23 octobre 1899.	4 sept. 2 cachets. Suppress. Durée, 9 jours.			A. H. Mère morte. Père, fr., et sœurs bien portants. A. P. Scarlatine à 20 ans.	3 sept. 40°2 10 sept. 37 degrés. La malade a encore eu 38	3 sept. Tachycardie sans arythmie. 1er bruit prolongé mal frappé à la pointe	3 sept. Disque lég. d'albumine.	Début. Douleurs abdominales. Diarrhée. 3 septembre. Langue sèche, saburrale, rouge sur les bords. Douleurs à la déglutition. Rougeurs à la gorge. Ventre bal-	Début. Céphal. 3 sept. Prostrat. Céphalée. Vertiges. Bourdonnements d'oreilles.	3 sept. Respiration rude, prolongés, un peu bruy.			Guérison.

NOM, AGE Entrée. Sortie.	TRAITEMENT		S. D.	ANTÉCÉDENTS	Température. Durée de la fièvre depuis le début du traitement.	CŒUR ET POULS	URINE Albumine.	S. DIGESTIF.	S. NERVEUX	S. DIVERS Poumons. État général.	Complications	Rechute	Terminaison
	Spécifique	Associé											
				Réglée régulièrement. Une grossesse, enf. bien portant. M. A. Début il y a 5 jours.	irrégulière-ment pendant 7 et 8 j. Durée, -7 jours.	rythme à 3 t. A la base, 1er bruit sourd. Pouls fort, rapide, régulier.	...	touné. Douleur et gargouillement dans la fosse iliaque. Diarrhée. Rate grosse.					Guérison.
128. S... J..., 16ans,4e femmes, nº 25. Entrée le 6 septembre 1899. Sortie le 13 octobre 1899.	7 sept. 2 cachets. 17 sept. Cessation. 10j ours.			A. H. Père, santé médiocre. Mère morte. A. P. Coqueluche angine. Réglée depuis quelques mois irrégulièrement. M. A. Début il y a 8 jours.	6 sept.40°4. 17 sept. apyrexie. Durée. 11 jours. 25 sept. 28°4. Bronchite.	6 sept.Cœur normal. Pouls régulier, 100.	6 sept. Pas d'albumine.	Début. Douleur abdominale. Diarrhée légère. 6 sept. Langue saburrale, rouge sur les bords. Soif vive. Anorexie. Abdomen dur et tendu. Diarrhée peu abondante. Rate grosse.	Début. Céphal. violent abattem. prostration. 6 sept. Céphal. violent abattem. prostration.	6 sept. Suhma-lité au sommet gauche avec diminution de respiration. Sibilances disséminées. 28 sept. Bronchite.			Guérison.
129. F. .,M..., ménagère,23 ans, 4e femmes, n° 15. Entrée le 12 septembre 1899. Sortie le 16 octobre 1899.	13 sept. 2 cachets. 20 sept. Suppress. Durée. 8 jours.			A. H. A. P. Réglée irrégulièrement. Mariée, 1 enfant il y a 6 mois, qu'elle nourrit actuellement. M. A. Début il y a 8 jours.	13 sept. 40°. Descente continue. 20 sept. Apyrexie. Durée, 8 jours.	12 sept. Cœur normal Pouls dicrota, 100.	12 sept. Albumine.	Début. Abdomen ballonné, douloureux. Diarrhée abond. 13 septembre. Langue saburrale. Ventre ballonné. Douleur et gargouillement dans la fosse iliaque droite. Quelques taches rosées. Diarrhée. Rate peu grosse.	Début. Céphalée. Prostration.	Début. Épistaxis. Douleurs dans les reins. 23 septembre. Sibilances disséminées dans tout le poumon.			Guérison.
130. M..., V..., ménagère, 44 ans, 4e femmes, n°26. Entrée le 13 septembre 1899. Sortie le 4 décembre 1899.	14 sept. 2 cachets.			A. H. A. P. Angine il y a 2 ans. Mariée. 2 enf. bien portants. Mari mort. M. A. Début il y a 8 jours.	13 sept. 40°5.	13 sept, Pouls faible, dicrota, rapide, 100.	13 sept. Albumine.	Début. Douleurs abdominales. Vomissements. 13 septembre. Langue saburrale, humide. Soif très vive. Anorexie. Vomissements fréquents. Météorisme. Pas de gargouillements. Taches rosées discrètes. Constipation. Rate gr.	Début. Céphalée. Douleurs lombaires. 13 septembre. Douleurs lombaires.	13 septembre. Sibilances disséminées dans tout le poumon.		11 nov. Rechute.	Guérison.
131. M... M..., ménagère, 36 ans, 4e femmes, n° 43. Entrée le 13 septembre 1899. Sortie le 26 septembre 1899.	14 sept. 2 cachets. 18 sept. Suppress. Durée, 4 jours.			A. H. Père mort. Mère bien portante. A. P. Bonne santé antérieure. Mariée. 5 enfants, dont 1 mort de rougeole. M. A. Début il y a 10 jours.	13 sept. 39°6. 17 sept. Apyrexie. Durée, 4 jours.	13 sept. Cœur normal. Pouls régulier, 100.	13 sept. Albumine. 16 sept. L'albumine a notablement diminué.	Début. Douleurs abdominales. Diarrhée. 13 septembre. Langue saburrale, humide. Léger état nauséeux. Gargouillement dans la fosse iliaque droite. Pas de taches rosées nettes. Rate gr. Diarrhée peu abondante.	Début. Prostration. Douleurs d. les membres. Céphalées. 13 septembre. Céphalée légère.	13 septembre. Sibilances et ronchus disséminés.			Guérison.

NOM, ÂGE Entrée. Sortie.	TRAITEMENT Spécifique	Associé	S. D.	ANTÉCÉDENTS	Températures. Durée de la fièvre depuis le début du traitement.	CŒUR ET POULS	URINE Albumine.	S. DIGESTIF	S. NERVEUX	S. DIVERS Poumons. État général.	Complications	Rechute	Terminaison
132. C..., Madeleine, 16 ans, 4e femmes, n° 23. Entrée le 19 septembre 1899. Sortie le 20 octobre 1899.	20 septembre. 2 cachets. 27 septembre. Suppression. Durée, 8 jours.	1 bain à 27 degrés par jour pendant 4 jours.		A. H. Parents bien portants. Une sœur morte en bas âge. A. P. Réglée à 13 ans régulièrement. M. A. Il y a 15 jours chute suivie d'état de santé anormal.	19 septembre, 40°3. Décroissance par 4 jours, grandes oscillations ay. appyraxie. Durée, 8 jours.	19 septembre. Cœur normal, régulier, Pouls dicrote, 100.	19 septembre. Pas d'albumine.	Début. Douleurs vives à la déglutition. Anorexie. Diarrhée. 19 septembre. Langue saburrale, rouge sur les bords. Gorge astringe violacée. Soif vive. Anorexie. Ventre ballonné. Gargouillement dans F. I. D. Quelques taches rosées. Diarrhée peu abondante. Rate grosse.	Début. Céphalée 19 septembre. Prostration légère.	19 septemb. Sibilances disséminées Toux légère. Troubles vaso-moteurs. État violacé des mains.	8 octobre. Rechuté très légère, 38°8.		Guérison.
133. E..., Martine, domestique, 18 ans, 4e femmes, n° 26. Entrée le 18 octobre 1899. Sortie le 13 décembre 1899.	19 octobre. 2 cachets.			A. H. A. P. Réglée à 12 ans régulièrement. M. A. Début il y a 5 jours.	18 octobre, 40°5.	18 octobre. Premier bruit est mal frappé à la pointe. Pouls bon, 100.	18 octobre. Albumine.	Début. Douleurs abdominales. 19 octobre. Langue saburrale, rouge sur les bords. Anorexie. Soif vive. Ventre souple, non douloureux Gargouillement dans F. I. D. Constipation. Rate peu grosse. 25 octobre. Points pulmonaires à l'amygdale droite.	Début. Céphalée Prostration. 18 octobre. Céphalée légère.	18 octobre. Sibilances disséminées Toux légère. Bon état général.	5 février 1900 Érysipèle de la face.		Guérison.
134. T..., Françoise, 42 ans, 4e femmes, n° 6. Entrée le 19 octobre 1899. Sortie le 2 décembre 1899.	20 octobre. 2 cachets.			A. H. Parents morts âgés. A. P. Hyperchlorhydrie à 22 ans. Réglée régulièrement jusqu'à ces derniers temps. Mariée. 1 enf. mort à 14 mois. Une fausse couche. Veilleuse à l'Hôtel-Dieu, en contact avec des typhiques. M. A. Début il y a 8 semaines. A. H. A. P. Un enfant il y a 6 mois. M. A. Début il y a 8 jours.	19 octobre, 39°8.	19 octobre. Cœur normal à la pointe. Premier bruit sourd, 2e bruit sec et vibrant.	19 octobre. Pas d'albumine.	Début. État nauséeux. Vomissement. Anorexie. 19 octobre. Langue saburrale. Soif vive. Intolérance gastrique. Estomac un peu douloureux au palper. Ventre ballonné, mais souple et indolore. Gargouillement dans F. I. D. Pas de taches rosées nettes. Rate grosse.	Début. Céphalée 19 octobre. Prostration.	19 octobre. Respiration un peu obscure.			Guérison.
135. B..., Augustine, couturière, 18 ans, 4e femmes, n° 21. Entrée le 24 janvier 1900. Sortie le 6 mars 1900.	25 janvier. 2 cachets. 21 févr. Cessation. Durée, 28 jours.		S. D. positif à 1/10.		24 janvier. en 4 jours. Par 2 fois la température se relève, mais pour un jour ou deux seulement. Durée, 28 j.	24 janvier. Pouls dicrote, 100.	26 janvier. Pas d'albumine.	Début. Douleur abdominale. Diarrhée. 24 janvier. Langue saburrale, sèche, rouge sur les bords. Lèvres fuligineuses. Douleur abdominale Gargouillement dans F. I. D. Nombreuses taches rosées. Diarrhée. Rate grosse. 8 février. Vomissements.	Début. Céphalée Courbature. 26 janvier. Abattement.	Début. Épistaxis. 24 janvier. Sibilances. Expectoration			Guérison.

NOM, ÂGE Entrée, Sortie.	TRAITEMENT Spécifique	TRAITEMENT Associé	S. D.	ANTÉCÉDENTS	Température. Durée de la fièvre depuis le début du traitement.	CŒUR ET POULS	URINE Albumine.	S. DIGESTIF	S. NERVEUX	S. DIVERS Poumons. État général.	Complications	Rechute	Terminaison
136. A..., Aimée, ménagère, 27 ans, 4e femmes, n° 24. Entrée le 28 février 1900. Sortie le 14 avril 1900.	28 févr. 2 cachets. Cessation. Durée, 12 jours.		S. D. douteux.	*A. H.* *A. P.* Rougeole à 6 ans. Réglée à 14 ans 1/2. Mariée. Un enfant bien portant. *M. A.* Début il y a 18 jours.	2 mars 40°2. 6 mars 37°9. 9 mars 39°7. 12 mars. Apyrexie. Durée, 12 jours.	28 février. Pouls dicrote.	28 février. Pas d'albumine.	*Début.* Anorexie. Vomissements. Diarrhée abondante. 28 février. Langue saburrale, rouge sur les bords. Forte diarrhée. Éruption très abondante de taches rosées. Gargouillement dans F. I. D. Météorisme. Rate grosse.	*Début.* Céphalée. 28 février. Abattement.	*Début.* Légère épistaxis. 28 février. Bronchite légère.			Guérison.
137. E..., Alexie, domestique, 18 ans, 4e femmes, n° 37. Entrée le 13 mars 1900. Sortie le 7 mai 1900.	13 mars. 2 cachets. Cessatio. Durée, 23 jours.		S. D. positif.	*A. H.* Mère morte. Père mort à la suite de bronchite répétées. *A. P.* Érysipèle à 6 ans. Réglée depuis 4 m. Buvait de l'eau de fruits.	13 mars 40°8. defervesc. tous les 4 jours. 2 avril. 40°. Rechute. 7 avril. Apyrexie définitive. Durée, 24 jours.	13 mars. Cœur normal. Pouls non dicrote.	13 mars. Pas d'albumine. 4 avril. Albuminurie très légère. 28 avril. Albumine a disparu.	*Début.* Diarrhée. Anorexie. 13 mars. Météorisme. Gargouillement. Rate très volumineuse. Diarrhée abondante. Taches rosées nombreuses. 29 mars. Rechute avec taches rosées.	*Début.* Céphalée. 13 mars. Céphalée. Abattement.	*Début.* Épistaxis. Amaigrissement. Faciès typhique. Râles de bronchite dans tout le poumon.		Une rechute.	Guérison.
138. Emile F., 31 ans. Sainte-Jeanne, n° 19. Entrée le 29 avril 1900. Sorti le 3 juin 1900.	29 avril. 2 cachets.		S. D. positif.	*A. H.* Père mort de fièvre typhoïde. Mère morte de tumeur abdominale. *A. P.* Marié, 2 enfants vivants et bien portants. 2 enfants morts au bas âge. Angine et rhumatisme. Début il y a 20 jours.	27 avril. 38°2. La température ne s'élève pas au-dessus de 38°	27 avril. Premier bruit est prolongé. Pouls, tension moyenne.	2 juin. Urine foncée albumine. 5 juin. Pas d'albumine.	*Début.* Douleur abdominale. Constipation. 27 avril. Langue saburrale. Ventre souple. Rate grosse. Quelques taches rosées.	*Début.* Céphalée. 27 avril. Id.	*Début.* Courbature. Douleurs articulaires. Abcès de la lèvre inférieure. 27 avril. Légère induration du sommet droit. Un peu d'expectoration.			Guérison.
139. C., Marie, lingère, 27 ans, 4e femmes, n° 19. Entrée le 22 août 1900. Sorti le 8 octobre 1900.	22 août. 2 cachets. 11 septemb. Cessation. Durée, 8 jours.	Caféine.	22 août. S. D. positif. 10 sept. S. D. positif. Pas d'agglutination à 2 avril 1900. 14 sept. S. D. positif à 1/800 3 octob. S. D. positif à 1/80	*A. H.* Père mort à 69 ans. Mère vivante et la frère, et 2 sœurs morts au bas âge. 1 frère bien portant. *A. P.* Marié 1/900. tousse beaucoup. 1 enfant vivant. 2 enfants morts en bas âge. Rougeole à 10 ans. Alcoolisme lég. *M. A.* Début il y a 18 jours.	22 août. 39°7. 10 sept. Apyrexie. Durée, 18 jours.	22 août. Cœur normal, pouls petit, régulier, non-dicrote, rapide, 120. 29 août. Tendance au rythme pendulaire. Pouls, 120. 30 août. Pouls, 128. Embryocardie. 3 septembre, pouls, 128. 11 septemb. le cœur va mieux.	22 août. Urines troubles contenant beaucoup d'albumine. 28 août. Un peu d'albumine.	22 août. Diarrhée. Langue humide. Ventre très ballonné. Douleur et gargouillement dans la fosse iliaque droite. Quelques taches rosées. 27 août. Ventre très ballonné. 29 août. Ventre très ballonné, douloureux. 30 août. Taches rosées. 9 sept. Ventre ballonné.	*Début.* Céphalée intense. Douleurs dans la nuque, bourdonnement d'oreille. 22 août. Prostration. Insomnie.	*Début.* Frissons violents. 22 août. Submatité aux 2 sommets, obscurité respiratoire ou sommet gauche. 4 septembre. Éruption furonculeuse. 2 septembre. Id. Eschaire sur les fesses.			Guérison.

NOM, AGE Entrée, Sortie.	TRAITEMENT Spécifique	TRAITEMENT Associé	S. D.	ANTÉCÉDENTS	Température. Durée de la fièvre depuis le début du traitement.	CŒUR ET POULS	URINE Albumine.	S. DIGESTIF	S NERVEUX	S. DIVERS Poumons Etat général.	Complications	Rechuts	Terminaison
					13 septembr., pouls, 124. 18 septemb., pouls, 112.								
140. M... Joséphine, 18 ans, mécanicienne. 4e femme, n° 14. Entrée le 23 août 1900. Sortie le 20 septembre. 1900.	24 août. 2 cachets. 8 sept. Cessation. Durée, 14 jours.		S. D. positif.	A. H. Parents bien portants. A. P. Réglée à 15 ans, régulièrement. Pertes blanches. Il y a 3 mois, accouchement d'un enfant bien portant. M. A. Début Il y a 8 jours. (Adénite sousmaxillaire de l'enfance. La malade allait mieux et eut une recrudescence.	24 août. 40°2. 8 septembre. Apyrexie. Durée, 14 jours.	23 août. Cœur normal. Pouls régulier, un peu tendu, 120. 2 septembre. Pouls, 120. 6 septembre. Pouls, 108.	23 août. Urines foncées peu abondantes. 2 septembre. d'albumine. 1 septembre. Urines claires abondantes, pas d'albumine.	Début. Diarrhée. 23 août. Langue sèche, saburrale, rouge sur les bords. Ventre ballonné. Nombreuses taches rosées. Douleur et gargouillement dans la fosse iliaque droite. Diarrhée. Rate, 4 travers de doigt. 3 sept. Taches rosées abond. Ventre souple. Langue humide. 4 sept. Ventre souple. Langue humide. 4 sept. Rate encore un peu gr.	23 août. Abattement.	Début. Frissons. Toux. 23 août. Pâleur. Narines purulentes. Sommet gauche. submatité en arrière. Sommet droit. Submatité en avant 29 septembre. Sommet droit, submatié en avant et en arrière, avec exagération des vibrations. Respiration très soufflante en arrière. Obscure en avant.	Induration manifeste du sommet droit. Sommet droit, le bacillaire est positif.		Guérison.
141. C... Philippe, conducteur. 40 ans. Sainte-Jeanne, n° 11. Entré le 26 août 1900. Sorti le 18 octobre 1900.	30 août. 2 cachets. 1er octobre. Suppress. Durée, 31 jours.	7 sept. Bains à 38° Toutes les 3 heures. 10 sept. 1 bain par jour. 12 sept. à 1600. 14 sept. Suppress.	27 août S. D. positif. à 1/50 4 sept. S. D. positif. 10 sept. S. D. positif. 14 sept. S. D. positif. 1/100	A. H. Père mort âgé. Mère morte de fièvre typhoïde. A. P. Rougeole dans l'enfance. Marié a fois. 1 enfant de 10 ans. 1 enfant de 18 mois. Pas de maladie antérieure. M. A. Malaise depuis 5 semaines, au lit depuis 15 jours.	30 août. 40°1. 1er octobre. Apyrexie. Durée, 31 jours.	26 août. Pointe difficile à localiser, bruit obscurci à la base. 6 septembre. Pouls, 120. 11 novembre. Pouls, 108. 11 novembre. Cœur à bruits sonores. Pouls 172. 12 septembre. Pouls, 108. 15 septembre. Pouls, 100. Premier bruit est très sourd.	26 août. Albumine.	Début. Anorexie. Constipation. 26 août. Langue saburrale, rouge sur les bords Taches ros. Ventre ballonné. Diarrhée. Rate, 5 travers de doigt. Foie un peu gros, douloureux à la percussion. 6 septemb. Taches rosées très nettes. Constipation. 17 sept. Ventre souple. Rate n'est pas grosse.	Début. Céphalée.	26 août. Toux expectoration légère. Sommet droit respiration rude, soufflante. Bases. congestion. Sommet gauche. Respiration obscure. Expiration soufflante. 10 septembre. Bronchite gauche surtout. 12 septembre. Toujours congestion des 2 bases. 13 septembre. Beaucoup de râles à la base gauche. 17 septembre. Desquamation cutanée sur le ventre et le thorax. Sommet droit, dépression du creux sousclaviculaire, submatité.	25 septembre : bronch. purul.		Guérison.

NOM, AGE Entrée, Sortie.	TRAITEMENT Spécifiques	Associé	S. D.	ANTÉCÉDENTS	Températures. Durée de la fièvre depuis le début du traitement.	CŒUR ET POULS	URINE Albumine.	S. DIGESTIF	S. NERVEUX	S. DIVERS Poumons. État général.	Complications	Rechute	Terminaison
142. L... Léon., lingère, 24 ans, 4e femmes, n° 17. Entrée le 8 sept. 1900. Sortie le 29 octobre 1900.	9 sept. 2 cachets. 3e sept. Cessation. Durée, 21 jours.		10 sept. S. D. négat. 14 sept. S. D. positif à 1/800.	*A. H.* Parents bien portants. 7 frères ou sœurs bien portants. *A. P.* Régul. irrégulièrement 1 enfant bien portant, 6 mois. *M. A.* Début il y a 7 jours.	9 sept. 40°4. 1er octobre. Apyrexie. Durée, 22 jours.	8 septembre. Cœur normal. Pouls, 116. 10 septembre. Pouls fort et régulier, 116. 12 septembre, pouls, 96. 14 septembre, pouls 108. 16 septembre, pouls, 104. 27 septembre, premier bruit très sourd.	8 septembre. Gros disque d'albumine. Urates.	*Début.* Diarrhée. Anorexie. 8 sept. Langue saburrale, rouge sur les bords, humide. Météor. léger. Pas de taches rosées. Gargouillement dans la fosse iliaque droite. Rate grosse. 10 sept. 4 taches rosées. Plus de gargouillement. 12 Quelques taches rosées.	*Début.* Céphalée.	8 septembre. Râles de bronchite.			Guérison.
143. B..., Cél., ménag., 37 ans, 4e femmes, n° 21. Entrée le 12 sept. 1900, sortie le 10 oct. 1900.	12 sept. 2 cachets. 17 sept. Cessation. Durée, 5 jours.		12 sept. S. D. positif.	*A. H.* Père mort jeune. Mère morte âgée. Trois frères ou sœurs bien portants. Un mort d'endocardite. Un frère mort de fièvre typhoïde. *A. P.* Mari bien portant. 4 enfants bien portants, 3 morts, 1 de fièvre typhoïde osseuse, 2 de broncho-pneumonie. Sa fille a en ce moment la f. typhoïde... Accouchement le 17 août. *M. A.* Début il y a 7 jours.	12 sept. 39°8. 17 sept. Apyrexie. Durée, 5 jours.	11 septemb. Cœur normal. Pouls régulier 100. 14 septembre. Pouls, 104.	11 septemb. Albumine.	*Début.* Anorexie. Constipation. 11 septembre. Langue saburrale, humide. Ventre ballonné. Pas de gargouillements ni douleurs. Rate normale. Quelques taches rosées.	*Début.* Céphalée.	*Début.* Toux. 11 septembre. Douleurs dans les seins (la malade nourrissait). Poumon normal.			Guérison
144. D..., M., veuve, 28 ans, 4e femmes. Entrée le 12 sept. 1900, sortie le 28 oct. 1900.	12 sept. 2 cachets. 2 oct. Suppres. Durée, 19 jours.		12 sept. S. D. positif à 1/30	*A. H.* Mère morte d'un néoplasme utérin. *A. P.* Tousse un peu. Réglée à 14 ans, irrégulièrement. Mariée à 26 ans. Mari bien portant. 5 enfants bien portants. *M. A.* Début il y a 6 jours.	12 sept. 39°8. 2 octobre. Apyrexie. Durée, 20 jours.	12 septembre. Léger souffle systolique, modifiable. Pouls, ample, régulier, 88.	12 septembre. Albumine.	*Début.* Douleurs dans la fosse iliaque. Constipation. 12 septembre. Langue saburrale, humide. Quelques taches rosées. Un peu de gargouillement dans la fosse iliaque droite. Rate grosse.	*Début.* Céphalée très vive. Bourdonnement d'oreilles.	*Début.* Frissons 12 septembre. Submatité au sommet droit, avec inspiration rude et expiration soufflante. Râles de bronchite dans tout le poumon.	21 sept. Recrudes. légère.		Guérison.

P. N.

2 e

NOM, ÂGE Entrée. Sortie.	TRAITEMENT Spécifique	Associé	S. D.	ANTÉCÉDENTS	Température. Durée de la fièvre depuis le début du traitement.	CŒUR ET POULS	URINE Albumine.	S. DIGESTIF	S. NERVEUX	S DIVERS Poumons. État général.	Complications	Rechute	Terminaison
145. W..., Fr.., journalier, 20 ans, Sainte - Jeanne, n° 11. Entré le 12 sept. 1900, sorti le 17 nov. 1900.	13 sept. 2 cachets. 7 oct. Supprs. Durée, 24 jours.		11 sept. S. D. positif. à 1/30	*A. H.* Parents plus 7 frères ou sœurs. Bien portants. Un frère mort d'affection pulmonaire, allégué. *A. P.* Le 12 août fracture du maxillaire avec plaie de la cavité buccale. *M. A.* Début il y a 14 jours.	12 sept. 39°8, 16 sept. 36°7. Rechute. 26 sept. 39°4. 8 oct. Apyrexie définitive. Durée, 26 jours.	12 septembre. Cœur normal. Pouls, 88, régulier assez fort. 15 septemb. Pouls, 116.	12 septemb. Albumine.	*Début.* Diarrhée. Anorexie. 12 septembre. Diarrhée. Ventre ballonné. Taches rosées. Gargouillements. Rate grosse. 27 septembre. Rechute.	*Début.* Céphalée. 12 septembre, obnubilation.	*Début.* Toux, on pense à une septicémie causée par la fracture du maxill. On incise et on ne trouve pas de pus. 11 septembre. Toux et expectoration muqueuse. Dyspnée, 32 respirations par minute. Bronchite généralisée. 15 septembre. Bronchite. 8 septembre. Submatité et diminution des vibrations à la base gauche. Frottement et râles. Toux et expectoration muqueuse.		27 sept. Rechute.	Guérison.
146. C.., Antoinette, chenilleuse, 17 ans, 4e femmes, n° 9 Entrée le 19 septembre 1900, sortie le 20 octobre 1900.	20 sept. 3 cachets. 29 sept. Cessation. Durée, 9 jours.		20 sept. S. D. positif à 1/50	*A. H.* Père mort à 40 ans d'affection pulmonaire. Mère vivante et bien portante, 7 frères et sœurs bien portants. 3 frères morts en b. âge. *A. P.* Réglée à 16 ans, régulièrement pendant quelque temps Les règles n'ont pas reparues depuis cinq mois. Malaises il y a 1 mois 1/2. *M. A.* Début il y a 6 jours.	20 sept. 39°5, 29 sept. Apyrexie. Durée, 9 jours.	19 septembre. Cœur régulier. Pouls, 112.	19 septembre. Un peu d'albumine	*Début.* Anorexie. 19 septembre. Langue humide. Ventre un peu ballonné. Gargouillements dans la fosse iliaque droite. Rate grosse, 4 travers de doigt. Pas de taches rosées.	*Début.* Céphalée. 19 septembre. Abattement.	19 septembre. Sommet gauche en avant. Respiration un peu saccadée.			Guérison.
147. O.., Jean, plâtrier, 25 ans et demi, Sainte-Jeanne, n° 9. Entré le 25 sept. 1900, sorti le 26 octobre 1900.	26 sept. 2 cachets. Supprs. Durée, 6 jours.		26 sept. S. D. négatif. 29 sept. S. D. Douteux. positif à 1/50.	*A. H.* Père mort. Mère bien portante. 1 frère mort. *A. P.* Bonne santé habituelle. *M. A.* Début il y a 8 jours. Malaises depuis un mois.	25 sept. 40°. Défervescence rapide à oct. Apyrexie. Durée, 7 jours.	25 septembre. Cœur normal. Pouls régulier, assez fort, 100.	25 sept. Pas d'albumine.	*Début.* Anorexie. 25 septembre. Langue un peu humide, un peu blanche. Ventre légèrement météorisé. Gargouillements dans fosses iliaques. Taches rosées, récentes. Rate grosse.	*Début.* Céphalée.	*Début.* Toux légère. 25 septembre. Bronchite disséminée.			Guérison.

NOM, ÂGE Entrée, Sortie.	TRAITEMENT Spécifique	Associé	S. D.	ANTÉCÉDENTS	Température. Durée de la fièvre depuis le début du traitement.	CŒUR ET POULS	URINE Albumine.	S. DIGESTIF	S. NERVEUX	S. DIVERS Poumons. État général.	Complications	Rechute	Terminaison
148. G... E..., sans profession, 27 ans. 4e femmes. Entrée le 22 octobre 1900. Sortie le 9 décembre 1900.	23 oct., 2 cachets. 20 nov. Cessation. Durée, 27 jours.		S. D. négatif. 2 reprises à différ.	A. H. Père mort d'insolation à 3 ans. 2 sœur morte de fièvre typh. A. P. 3 enfants bien portants. M. A. Début il y a 20 jours. Puis amélioration, puis rechute.	22 octob. 40°4. 31 octobre. 37°5. Rechute 11 octob. Tendance à l'embryocardie 50 octobre. Pouls 192. Première bruit assourdi. Durée, 27 jours.	22 oct. Bruits réguliers, normaux. 30 octobre. Pouls rapide. Tendance à l'embryocardie 50 octobre. Pouls 192. Premier bruit assourdi. P. A. 13 à 14. 7 décembre. Redoublement inconstant du 1er bruit. Souffle extracardiaque. P. A. 13 à 14.	22 octobre. un peu d'albumine.	Début. Vomissement. Amélioration, la malade mange. De nouveau : Vomissements. Diarrhée. Anorexie. 22 octobre. Langue humide. Météorisme. Douleur et gargouillement dans la fosse iliaque droite. Quelques taches rosées. Rate hypertrophiée. 7 décembre. La malade va bien. Constipation légère. Douleur abdominale vague.	Début. Céphalée 22 octobre.	Début. Frissons 22 octobre. Rien aux poumons. un peu d'inégalité papillaire.		Forme à rechute IV. 3 poussées fébriles successives.	Guérison.
149. R... M..., 37 ans. 4e femmes. n° 25. Entrée le 24 octobre 1900. Sortie le 24 décembre 1900.	3 nov. 2 cachets. 16 nov. Cessation. Durée, 13 jours.		S. D. positif. à 1/50.	A. H. Parents morts. Frère mort du larynx. 2 frères morts en bas âge. A. P. Un accouchement avec forceps. Salpyngite et ablation des annexes. M. A. Début il y a 13 jours.	21 octobre. 38°1. Apyrexie. 3 nov. 36°6. Descente le 4e jour. 18 nov. Apyrexie. Durée, 13 jours.	27 oct. Cœur normal. Pouls 90. P. A. 11 à 13. P. A. 12 à 13.	27 octobre. Albumine.	Début. Coliques. Diarrhée humide. Douleur dans la fosse iliaque droite. Pas de gargouillement. Pas de taches rosées. Rate à travers de doigt. 1er novembre. Diarrhée. 6 novembre. Taches rosées.	Début. Céphalée	Début. Frissons			Guérison.
150. R... F..., domestique, 22 ans. 3e femmes, n° 44. Entrée le 14 décembre 1895. Sortie le 5 mars 1896.	15 déc. 2 cachets. Supprimés.	24 déc. Caféine.	S. D. négatif à 3 reprises différ.	A. H. Père humain. Mère morte d'affection inconnue. Sœur tuberculose pulmonaire. 2 frères et 1 sœur bien portants. A. P. Rougeole dans l'enfance. Anémie à 17 ans. M. A. Début il y a 6 jours.	15 déc. 3°99. 26 déc. Apyrexie. Durée. 10 jours.	14 décembre. Bruits sourds. Pouls, 110, dicrote, 1er bruit s'ent. à peine. 1 décembre. Le 1er bruit s'entend mieux au 20 décembre. Pouls bon. 21 décembre. Tendance au rythme couplé. 26 décembre. Pouls intermittent. Arythmie. 28 décembre. Arythmie avec poussées de tachycardie. 30 décembre. Amélioration.	14 décembre. Urines rares, foncées. Pas d'albumine. 25 décembre. Albumine abondante correspondant à l'éruption. 26 décembre. Albuminurie légère. 13 avril. Toxicité urinaire, 0,968.	Début. Diarrhée. 14 décembre. Langue saburrale, rouge sur les bords. Vomissements fréquents. Diarrhée jaunâtre et fétide. Douleur dans la fosse iliaque droite. Rate grosse. 17 décembre. Diarrhée. 18 décembre. Diarrhée. Lèvres fuligineuses. 19 décembre. Rate très douloureuse.	Début. Céphalée. Insomnie. 14 décembre. Prostration. Insomnie et agitation la nuit. 17 décembre. Stupeur. Regard fixe. 18 décembre. Stupeur. Regard fixe.	Début. Frissons 14 déc. État typhique très accusé. 17 déc. État typhique très accusé. 18 déc. État typhique très accusé, toujours mauvais état général. Forme grave mais sans hyperthermie. 23 janvier. Convalescence lente. Toux 5 mars. Bon état. Embonpoint progressif. Pouls 41,800. Toujours un peu d'arythmie cardiaque.	23 décembre. Érythème rubéolique généralisée. 11 janvier. Desquamation généralisée.		Guérison.
151. M. F. B..., 26 ans.	3 juillet, 2 cachets. 26 juillet. 1 cachet. 31 juillet. Supprrez.		S. D. négatif à 3 reprises différ.	Rien de particulier.	Tempér. max. 40°8. Courbe temp. avec grandes oscillations thermiques.								Guérison.

CHAPITRE II

STATISTIQUE DE MORTALITÉ ET DISCUSSION DES OBSERVATIONS SUIVIES DE MORT

Les observations dont nous avons placé le résumé dans les tableaux qui précèdent s'élèvent donc à 151, Elles se décomposent ainsi : hommes, 26 ; femmes, 125[1].

Sur ces 151 malades, 123 ont été traités exclusivement avec le naphtol, la quinine et les lavements froids ; 28 ont été soumis à un traitement hydrothérapique associé, savoir :

4 ont été traités par les lotions froides ;

11 ont reçu un ou au plus deux bains par jour pendant quelques jours ;

13 ont été soumis à la balnéation régulière toutes les trois heures, à des températures variant entre 32 et 22 degrés.

Sur les 151 malades, le nombre des décès a été de 8,

---

[1] Cette disproportion entre le nombre des femmes et des hommes, en faveur des premières est due à ce que le premier service de M. Teissier à l'Hôtel-Dieu était un service exclusivement de femmes, Salle des 3e Femmes et Montazet, et que, dans son second service, la salle d'hommes (Sainte-Jeanne) est moins importante que la salle de Femmes (4e femmes).

ce qui donnerait un pourcentage de 5,3 o/o. Mais ce chiffre est trop élevé, car il nous faut décharger notre statistique de l'observation d'une malade qui, guérie de sa fièvre typhoïde, et après divers accidents, grippe, néphrite, etc., mourut de tuberculose pulmonaire au bout de trois mois. Le nombre de nos décès, réduits à 7, nous donnerait donc un taux de mortalité de 4,6 o/o.

L'examen que nous allons faire des huit observations de malades décédés, permettra de nous rendre compte de la part de responsabilité qui revient au traitement.

I. *Obs. 13.* — Il s'agit d'une femme de trente-sept ans, domestique, entrée le 3 octobre 1891, au huitième jour de sa maladie.

Cette malade est très obèse ; elle a le ventre ballonné, son cœur est très faible, sa température élevée : elle atteint presque 41 degrés, sans descendre au-dessous de 40.

On lui donne le traitement habituel : quinine, lavements froids et trois cachets de naphtol α.

7 octobre. — Quatrième jour du traitement, la température s'abaisse au-dessous de 39 degrés, mais pour se relever à 41°1 le jour suivant.

9 octobre. — L'état général devient mauvais, l'adynamie s'installe, ainsi qu'un délire continuel.

10 octobre. — La malade ne peut plus prendre ses cachets de naphtol, on lui donne de la caféine et du salicylate de bétol. Depuis le 6, elle recevait des lotions froides.

13 octobre. — La malade meurt.

L'autopsie pratiquée le lendemain nous montre dans

la deuxième portion de l'intestin grêle une quantité de lésions très accusées, surtout à la partie avoisinante du cæcum. Ce sont de vastes plaques ulcérées, bourgeonnantes, présentant l'aspect de champignons étalés.

Dans le reste de l'intestin grêle, on trouve une vingtaine de plaques de Peyer ulcérées, bourgeonnantes également, présentant le même aspect que les plaques confluentes signalées plus haut. De plus, on voit de nombreux follicules clos ulcérés.

L'appendice présente lui aussi des ulcérations de ses follicules en quantité considérable.

Les ganglions mésentériques sont très hypertrophiés et très nombreux.

La rate pèse 650 grammes.

Le cœur présente de la surcharge graisseuse, sans lésions orificielles.

Les reins sont pâles à la coupe, la substance corticale est très peu différenciée de la substance médullaire.

En somme, nous avons eu affaire à une malade arrivée au huitième jour, obèse[1], présentant une forme très hyperthermique, avec des lésions intestinales, très confluentes.

La maladie a évoluée assez rapidement, car la malade est morte à peine dix jours après son entrée.

Vers les trois derniers jours, le naphtol α ne pouvait

---

[1] Nous attirons l'attention sur ce fait que le malade était obèse ; on sait que ces malades sont particulièrement réfractaires aux bains froids.

plus être supporté. C'est un des rares cas où ce fait se
soit présenté.

II. *Obs. 14.* — La seconde malade morte, L.
Pauline est une femme de vingt-quatre ans, entrée
le 5 octobre 1891, deux jours après la précédente, au
dixième jour de sa maladie. Sa température est très
élevée, 41° 2, son état est grave, elle a de la rétention
d'urine, beaucoup d'albumine et du délire. On lui
donne trois cachets de naphtol vu son hyperthermie, les
lavements de quinine et les lavements froids ; le 9 octobre, c'est-à-dire quatre jours après le début du traitement, la température paraît céder, en même temps
l'état s'améliore un peu, la langue est bonne, le ventre
non ballonné, la rate moins grosse, le délire moins
accentué. Néanmoins, l'état général n'est pas bril-
lant et, le 10, on donne à la malade *des bains à*
28 degrés toutes les trois heures ; le 12, *bains à*
25 degrés également toutes les trois heures et
injections de caféine que l'on continue les jours suivants.

Le pouls devient très petit, presque imperceptible.
A partir du 14, le ventre devient fortement ballonné,
le pouls continue à être très faible. Puis apparaît un œdème considérable des membres inférieurs, œdème qui
remonte peu à peu, envahit le tronc et les membres
supérieurs. On est dans l'obligation de supprimer le
naphtol d'abord, puis les bains et l'on ne donne plus à
la malade que des cachets de charbon de Belloc. Enfin
la malade meurt le 24 octobre 1891, à 9 heures du
matin, complètement œdématiée.

L'autopsie qui fut pratiquée le lendemain permit de constater les lésions suivantes :

L'encéphale était très œdématié, le cerveau était très pâle, aussi bien au niveau de la substance blanche que de la substance grise.

Au poumon, congestion intense dans les 2/3 inférieurs des deux côtés.

Les reins étaient pâles, la substance corticale et la substance médullaire étaient très mal délimitées; en somme, néphrite aiguë très intense en voie d'évolution.

L'intestin présentait des lésions ulcératives peu marquées des plaques de Peyer.

— Enfin la rate était volumineuse.

— On voit que la malade était atteinte d'une *forme rénale primitive* de la fièvre typhoïde, forme dont on connaît toute la gravité et le pronostic extrêmement sévère. En effet, dès le début, il a été permis de constater des symptômes graves: de l'oligurie, de la rétention d'urine, une albuminurie massive, puis, plus tard, la lésion rénale se manifesta par des œdèmes très étendus, envahissant même les membres supérieurs et le cerveau, comme on a pu le constater à l'autopsie. Il ne faut pas oublier que la malade a été soumise à la balnéation toutes les trois heures, dans toute sa rigueur, jusqu'à l'apparition des grands œdèmes.

III. *Obs. 39*. — L... Marie, vingt ans, domestique, entrée le 30 octobre 1893, morte le 14 novembre.

La malade a des antécédents nerveux, elle a eu la chorée à dix ans. L'état général est fort grave chez elle, avec signes nerveux très accentués. Stupeur, abattement, trémulation des lèvres. Pouls excessivement rapide. Albumine très abondante.

Le traitement ne put être établi que fort tard, car la malade présenta pendant les huit premiers jours après son entrée à l'hôpital des vomissements qui interdirent absolument l'usage du naphtol ainsi que de tout autre médicament donné par la bouche.

Peut-être cette impossibilité de donner le naphtol au début est-elle pour quelque chose dans l'inefficacité du traitement qui n'a pu agir en temps utile, et n'est intervenu qu'au moment où l'aggravation des symptômes rendait la guérison très compromise. Néanmoins on en constata les bons effets, car les signes intestinaux diminuèrent d'intensité, la température s'abaissa jusqu'à 38°8, et il était permis de concevoir quelque espérance, quoique le pouls eût conservé sa rapidité (140 pulsations à la minute), et que la malade fût restée très prostrée. Mais brusquement, dans la nuit, elle fut prise d'un accès de dyspnée intense, qui se termina par la mort après une courte agonie. Les poumons n'avaient jusqu'alors rien présenté d'anormal et, en raison de l'état de la malade, il ne fut pas possible de l'ausculter avant sa mort.

L'autopsie, qui fut faite le lendemain, donna des détails très intéressants. Ce qui frappa immédiatement à l'ouverture de la cavité thoraco-abdominale fut :

1° Un épanchement hématique de 300 grammes environ dans la plèvre gauche ;

2° Une perforation du diaphragme du même côté. Rien de plus à noter sur l'épanchement et sur la plèvre qui était parfaitement saine, dépourvue d'adhérences ou de fausses membranes. Quant au diaphragme, il était perforé en deux ou trois points voisins, séparés par des points de tissus sphacélé. Ces perforations siégeaient dans la portion musculaire du diaphragme et à gauche. La plus large avait la dimension du petit doigt, les autres d'un manche de porte-plume.

Tout autour de ces perforations, sur une circonférence grande comme une pièce de 5 francs, le tissu diaphragmatique était très aminci, noir, complètement sphacélé.

On chercha en vain dans les organes voisins la cause de ce sphacèle :

Les intestins, soigneusement examinés, ne présentaient pas trace de perforation.

Leur surface péritonéale était absolument saine. Sur leur face interne, on trouvait les lésions typiques de la dothiénenterie, mais paraissant en voie de cicatrisation.

Le péritoine était sain; pas de point de péritonite localisée.

Les poumons, surtout le gauche, étaient congestionnés, la base gauche entièrement atélectasiée; un morceau de tissu ne surnageait pas.

Le foie était énorme, pesait 1675 grammes, sa couleur était grisâtre : il se déchirait avec une facilité surprenante.

La rate grosse, pesant 260 grammes, présentait une couleur foncée et avait les dimensions suivantes : longueur, 16 centimètres; largeur, 10 centimètres; épaisseur, 3 centimètres.

Les reins pesaient 370 grammes ensemble, ils étaient anémiés mais sans lésions apparentes.

Le point important en somme, c'est que les lésions intestinales étaient infimes et en voie de cicatrisation, la malade paraissait donc devoir guérir de sa fièvre typhoïde. La lésion qui a entraîné la mort et la dyspnée intense qui l'avait précédée était évidemment la lésion diaphragmatique et l'épanchement hématique pleural qui paraît en avoir été la suite.

A quelle cause faut-il attribuer le sphacèle et la rupture du diaphragme ? Il s'agit vraisemblablement d'une myosite diaphragmatique ayant amené à ce niveau un lieu de moindre résistance ; de plus, le diaphragme avait été surmené pendant longtemps par les vomissements incessants du début. Et il a suffi d'un nouvel effort de vomissement pour que la rupture ait eu lieu, lésant plus ou moins des vaisseaux, dont la blessure causa l'hématome pleural. Cette observation est à rapprocher d'une observation analogue en beaucoup de points, chez une malade traitée par les bains froids et qui mourut, elle aussi, avec une rupture diaphragmatique ; la cause efficace de la rupture ayant paru être, dans ce cas, une crise d'épilepsie.

En tout cas, l'issue fatale, aussi bien dans un cas que dans l'autre, paraît absolument indépendante du traitement qui ne saurait être rendu responsable d'un pareil accident. Rappelons aussi que le traitement n'a pu être institué que pendant les six ou sept derniers jours ; plus de quinze jours après le début de la maladie.

IV. *Obs. 49*. — F. Jeanne, soixante-deux ans, religieuse, entre le 10 septembre 1894, morte le 26 septembre 1894.

C'est une malade âgée, malade depuis douze jours, et dont l'état est grave, dès son entrée à l'hôpital ; avec ventre ballonné, très douloureux, langue sèche fendillée, diarrhée ; peu à peu, la myocardite s'installe et s'aggrave rapidement. La malade meurt. Nous n'avons pas de renseignement précis sur son autopsie, sinon que la mort a été causée par la myocardite. En tout cas, l'âge avancé de la malade et la gravité de son état ne permettaient guère d'espérer une issue plus heureuse.

V. *Obs. 50.* — B..., Marie, dix-neuf ans, entrée le 11 septembre 1894. Morte en décembre 1894.

L'observation de cette malade est intéressante et sa discussion très importante. En effet, nous sommes en présence d'une fille de dix-neuf ans, plutôt faible, s'enrhumant l'hiver, ayant eu une grossesse extra-connubiale, il y a cinq mois, très suspecte de tuberculose et susceptible d'être emportée par une forme assez rapide.

Cette malade prend une fièvre typhoïde qui suit un cours normal, on constate seulement quelques signes aux sommets.

Puis l'apyrexie arrive, la malade paraît aller très bien ; lorsqu'au bout de huit jours de convalescence normale sa température remonte et atteint bientôt 40 degrés. On pense d'abord à une rechute, mais l'absence de tout signe de la fièvre typhoïde, l'évolution de la maladie, l'examen du sang démontrent qu'il s'agit en réalité d'une grippe. En même temps, les urines deviennent très albumineuses, contiennent des cylindres épithéliaux, une néphrite s'installe. Néanmoins, la température redescend, mais reste irrégulière; en même temps, on constate aux poumons des signes très nets de tuberculose.

La malade s'affaiblit, ressent des douleurs très vives dans la région hépatique, se cachectise et finit par mourir trois mois environ après la terminaison de sa fièvre typhoïde.

L'autopsie permit de constater que la malade est morte de tuberculose pulmonaire.

Cette observation en somme, n'est pas défavorable à la méthode, et il nous paraît légitime de ne pas en charger notre statistique : le grand intervalle de temps qui s'est écoulé entre la guérison de la fièvre typhoïde et la mort de la malade, les lésions tuberculeuses parfaitement démontrées à l'autopsie, et d'ailleurs déjà diagnostiquées sur le vivant, nous paraissent être des raisons suffisantes.

Tout au plus, pourrait-on incriminer la fièvre typhoïde d'avoir donné un coup de fouet à la tuberculose? Peut-être; mais il ne faut pas oublier non plus que la malade a eu la grippe, une néphrite et, en tout cas, la méthode employée ne peut raisonnablement pas être rendue responsable de l'issue fatale.

VI. *Obs. 58.* — B..., Louise, dix-neuf ans, entre le 15 octobre, morte le 27 octobre 1895.

Cette malade présente une forme à température élevée : 41°5; on la met au traitement naphtolé et *aux bains froids*, deux par jour, dès le début, le 16 octobre. Les signes digestifs et abdominaux ne sont pas très accusés, mais la malade est dans un état de prostration profond; bientôt s'installe une pneumonie gauche avec

dyspnée, adynamie. Le 19 octobre, les bains sont donnés toutes les trois heures. Mais la malade prend des
syncopes au bain et on est obligé de les supprimer le
lendemain.

La malade meurt le 26.

Le corps de la malade ayant été examiné très rapidement, l'autopsie n'a pu être faite. La malade est morte
certainement de sa pneumonie malgré le traitement
associé, naphtol et bains froids auquel elle avait été
soumise.

VII. *Obs. 59.*— C... Jeanne-Marie, vingt-trois ans,
entrée le 17 octobre 1895. Morte le 25 novembre 1895.

Cette malade a eu dès le début une température élevée, 40°7, l'état général était mauvais, la prostration
marquée, le pouls faible et rapide, le ventre ballonné.

18 octobre. — On lui donne le naphtol et l'intensité
des phénomènes nerveux oblige à la soumettre, le
21 octobre, *à la balnéation à 28 degrés,* toutes les trois
heures.

22 octobre. — *Balnéation à 20 degrés* toutes les
trois heures. la malade paraît aller mieux ; mais il
survient des escharres, puis des abcès à la fesse et à la
nuque et en raison de ces phénomènes :

29 octobre. — Les bains sont supprimés.

La température se maintient de 38 à 39°5 ; mais le
11 novembre elle remonte à 40°5, et le 13, la malade
meurt.

Nous n'avons aucun renseignement sur les causes de
la mort.

VIII. *Obs. n° 95.* — N... Marie, vingt-deux ans, entre le 30 mai 1898, morte le 11 juin 1898.

La maladie a débuté il y a environ trois semaines ; l'état de la malade à son entrée était grave, avec diarrhée intense. Prostration très marquée. Le séro-pronostic était très sévère, l'agglutination est restée très basse, en même temps apparaissait du délire et de l'embryocardie. *On donne à la malade deux bains par jour à 30 degrés.* La température se maintient autour de 40 degrés.

Néanmoins, la malade paraissait aller mieux et, le 10 juin, pour la première fois, elle se couchait sur le côté spontanément ; mais le 11 juin, elle a été prise d'une hémorragie intestinale, d'une abondance extrême, qu'il a été impossible d'arrêter malgré un traitement énergique et la malade est morte.

L'autopsie a révélé les lésions suivantes :

a) Rien au péritoine.

b) Examen des viscères.

1° L'intestin présente de nombreuses ulcérations au cæcum et dans la portion terminale de l'intestin grêle. Les ulcérations sont petites, circulaires, assez confluentes et disposées sur un espace assez restreint. Sur l'intestin grêle on constate seulement trois ou quatre ulcérations annulaires occupant les plaques de Peyer, près de l'abouchement dans le cæcum.

Au moment du lavage de l'intestin, il s'écoule beaucoup de sang et de volumineux caillots sont expulsés. Quelques caillots sont encore adhérents aux ulcérations Il n'existe pas de perforation ;

2° Le foie pèse 1270 grammes, il est un peu volumineux, de consistance molle, de teinte marron clair. Piqueté hémorragique par place. A la surface et à l'intérieur, on trouve des taches blanchâtres, rappelant les taches de bougie cancéreuses, dont quelques-unes sont très petites, d'autres grandes et irrégulières ;

3° Le poumon droit pèse 230 grammes, le poumon gauche 210 grammes. Ils présentent tous deux des lésions d'emphysème marqué ;

4° La rate est volumineuse, congestionnée, très friable ;

5° Le rein droit pèse 130 grammes, le rein gauche pèse 140 grammes. Ils sont un peu mous. A la coupe, on leur trouve une teinte blanchâtre marquée. La distinction entre la substance corticale et la substance médullaire est peu marquée, la capsule se détache bien ;

6° Le cœur pèse 310 grammes, il est petit, ne présente pas de lésions orificielles. Le myocarde est un peu jaunâtre, non friable.

Ainsi, la malade était gravement atteinte, profondément infectée, réagissant peu, ainsi que le montrait la séro-réaction ; peut-être, cependant, aurait-elle pu guérir sans l'hémorragie formidable qui l'a emportée.

En somme, huit de nos malades sont mortes et, sur sur ces huit, une malade est morte tuberculeuse, trois mois après la guérison de sa fièvre typhoïde (v. Obs. 50). Nous avons vu que nous pouvions légitimement ne pas en charger notre statistique. Des sept autres, une (Obs. 37) est morte de rupture diaphragmatique, c'est-à-dire d'un accident tout à fait spécial et, de plus, sans qu'il ait été possible à cause de ses vomissements de la soumettre au traitement ordinaire dès son entrée.

Sur les six cas restants nous avons : une femme âgée de soixante-deux ans, morte de myocardite (Obs. 49) — une autre morte de pneumonie (Obs. 58) — une d'hémorrhagie intestinale (Obs. 95) — une quatrième morte d'une forme rénale primitive avec de grands œdèmes (Obs. 14) — la cinquième avec de graves ésions intestinales (Obs. 13) — sur la sixième (Obs. 59) nous n'avons pas de renseignements.

Sur ces sept malades, trois ont été traitées exclusivement par le naphtol (obs. 13, 39, 49); une a eu quelques bains tièdes (Obs. 95), les trois autres ont eu des bains froids ; une de ces trois (Obs. 58) n'a pas pu les supporter, prenant des syncopes dans le bain : Une autre (Obs. 59) les a conservés neuf jours, mais la présence d'abcès et d'escharres mit dans la nécessité de les suspendre ; une autre enfin (Obs. 14), mise aux bains dès le début, put les supporter presque jusqu'à sa mort, c'est-à-dire pendant onze jours, et les progrès seuls de l'œdème obligèrent à les supprimer trois jours avant sa fin.

Ainsi deux, au moins, ont été traitées systématiquement par les bains. Par suite, cinq morts seulement sont imputables au traitement naphtolé pur, soit un taux de 3,3 pour 100. Mais il paraît plus juste de faire entrer en ligne de compte tous les malades morts pendant le cours de la maladie et de nous en tenir au nombre déjà donné de sept morts et de 4,6 pour 100 comme taux de mortalité.

Telle qu'elle est, notre statistique peut être certainement rangée parmi les meilleures. D'autre part, la manière dont elle a été faite lui permet d'échapper à

un certain nombre des reproches que l'on adresse généralement aux statistiques. Et, en effet, trop souvent
celles-ci ne portent que sur un nombre trop restreint
de cas, ou bien, si le nombre de cas est asssez grand,
sur un laps de temps trop court, englobant par suite
des épidémies particulièrement bénignes ; et c'est ainsi
qu'avec le même mode de traitement, divers auteurs
sont arrivés à des résultats très différents. Il faut, en
effet, tenir compte du plus ou moins de gravité des
épidémies, de la virulence des microbes, de la fré-
quence des infections concomitantes, enfin des
nombreuses influences quelquefois mystérieuses qui
peuvent contribuer à former ces séries heureuses
ou malheureuses déformant la plupart des statistiques. Or la nôtre n'est susceptible d'aucun de ces
reproches, et ce que nous disons ici à propos de
la statistique de mortalité se rapporte aussi bien
a tous les autres résultats que nous pourrons donner
dans la suite.

En effet, elle porte sur une période de douze ans,
s'étendant depuis 1889, époque où M. Teissier eut la
première fois l'idée d'appliquer ce traitement, jusqu'à
la fin de 1900, époque où M. Teisser, a l'expiration de ses
fonctions, dut abandonner son service à l'Hôtel-Dieu.
L'influence des séries heureuses ou malheureuses semble ainsi annulée et, de plus, le traitement put être
appliqué dans des circonstances toutes différentes les
unes des autres, dans des salles différentes, par un
personnel différent. Il a en somme subi l'épreuve du
temps. D'autre part, les faits bien nets qui marquent
le début et la fin de notre statistique nous épargnent

tout soupçon d'avoir d'un côté ou de l'autre laissé des cas défavorables.

Comparons maintenant notre statistique avec les principales statistiques déjà publiées :

Tout d'abord, le bain froid : La statistique personnelle de Brand est de 4,6 pour 100 ; celle de ses élèves, portant sur plusieurs milliers de cas, traités dans les milieux les plus divers, donne les résultats suivants : 6 pour 100 de mortalité comme moyenne générale ; 2 pour 100 comme minimum dans la clientèle privée, et 10 pour 100 comme maximum dans les armées en campagne ; enfin le taux de mortalité le plus intéressant pour nous, celui de la pratique hospitalière civile est de 6 pour 100.

En France, et particulièrement à Lyon, M. Vinay[1], sur 136 cas, a eu 11 morts, soit 8 pour 100.

MM. Tripier et Bouveret, à l'hôpital de la Croix-Rousse, ont obtenu une moyenne de 7,30 pour 100.

M. Bouveret[2], sur une série de 100 cas traités dans son service à l'Hôtel-Dieu pendant deux ans, a eu seulement trois morts, soit 3 pour 100.

Chantemesse, avec ses injections de sérum antityphique, obtient 4 morts pour 70 cas, soit 5,75 pour 100.[3]

Voici, en outre, quelques autres statistiques publiées par divers auteurs.

Wolf (*Medical News*, mai 1891). Sur 100 cas de

---

[1] Vinay, *Lyon médical*, 1888.
[2] *Lyon médical*, 1891.
[3] Chantemesse, *Traité de Médecine*, article F. Thyphoïde.

fièvre typhoïde traités par le calomel et la naphtaline, compte 10 morts, dont 3 par affections intercurrentes.

Tortchinsky, par l'huile de ricin et l'acide borique, a 9 décès sur 240 cas, soit 3,75 pour 100 *(Bolnit-chaïde Gaz.*, 1892).

Par la quinine, Sorel obtient une mortalité de 9,5 pour 100 ; Tapié, chez des soldats, arrive à 9 pour 100 : Hare, par la quinine et les bains froids, obtient 6 pour 100 de morts.

Le salicylate de sodium et l'acide salicylique donnent entre les mains de Riess 63 morts sur 260 ; de John, 8 pour 100 de morts ; de Goldtammer, 12,5 pour 100 ; de Gissler et Wenzel, 3,33 pour 100 ; Vulpian, sur 168 malades, a 11 morts, soit 6,54 pour 100.

L'acide phénique est employé par Desplat, en 1877, avec 19,4 pour 100 de mortalité ; par Claudot, avec 11,6 pour 100, par Ramonet, avec 4,9 pour 100.

Ces résultats sont, en somme, peu constants pour chaque méthode, et la gravité des épidémies, les séries heureuses ou malheureuses doivent entrer pour une large part dans ces variations.

On voit donc que notre statistique est en bonne place parmi celles que nous venons de donner.

Notre taux de mortalité est comparable à celui de Brand lui-même, il n'est pas tout à fait aussi élevé que celui des élèves de Brand, que celui de M. Vinay et de MM. Tripier et Bouveret à Lyon.

Seul, l'excellent résultat obtenu par M. Bouveret à l'Hôtel-Dieu de Lyon et consigné dans le *Lyon Médical* de 1890 lui est légèrement supérieur.

En résumé, au point de vue de la mortalité, la

méthode de M. Teissier peut soutenir la comparaison avec la balnéothérapie.

Mais il n'importe pas seulement de savoir qu'une méthode de traitement donne un résultat favorable comme taux de mortalité ; il est bon aussi de s'assurer qu'elle soulage le malade, et que, par elle, on peut obtenir la disparition ou l'atténuation des symptômes qu'il peut présenter, puis de rechercher son action sur la durée de la maladie et sur les complications qu'elle entraîne ; enfin, son influence sur les rechutes.

CHAPITRE III

INFLUENCE DU TRAITEMENT
SUR LES SYMPTOMES HABITUELS
DE LA FIÈVRE TYPHOÏDE

§ I. **Température.** — Celle-ci est modifiée de façon un peu spéciale. D'après la communication de M. le professeur Teissier au Congrès de Limoges, on constate, le plus habituellement, *une rémission plus ou moins marquée de la température vers le quatrième jour qui suit le début du traitement*, et cela, quel que soit le jour de la maladie où le traitement ait été commencé. A cette rémission succède une période d'environ 4 à 6 jours de température, avec des oscillations assez fortes, se terminant par l'apyrexie.

Cette forme de la courbe, nous avons pu le constater, est en effet la plus fréquente ; mais dans un assez grand nombre de cas, la rémission n'est pas aussi marquée, la fièvre remonte après le quatrième jour et présente ensuite une seconde rémission après une période de 3 ou 4 jours ou même une troisième. Quelquefois encore la durée de la période oscillante est augmentée ou diminuée ; plus rarement, les oscillations n'existent pas, la courbe reste tendue, la rémission matutinale ne dépas-

sant pas quelques dixièmes de degré. Ce fait se présente
surtout dans les formes pulmonaires intenses. Nous
donnons ici quelques courbes de température, se rapprochant plus ou moins du type normal et de ses principales variations.

— La première courbe appartient à l'observation I, la
température de la malade avant le début du traitement
approche, puis dépasse 40 degrés, le jour du début du
traitement elle atteint même 40° 9, puis on voit cette
température baisser progressivement atteignant, le quatrième jour, 39 degrés le matin, 39° 9 le soir; la défervescence s'accentue pendant les quatre jours suivants,
atteignant 37 degrés le huitième jour du traitement; on
supprime alors le naphtol.

— La deuxième courbe appartient à l'observation IV,
elle est beaucoup plus typique que la précédente. Au
début du traitement, seizième jours de la maladie,
deuxième de l'entrée, la température est de 40° 4; dès
le lendemain, la température commence à baisser et
le quatrième jour arrive au-dessous de 38 degrés, puis
la courbe remonte au-dessus de 39 degrés avec grandes
oscillations, abaissement matutinal atteignant 1° 5 et
même 2 degrés, puis apyrexie relative les troisième
et quatrième jour, définitive le cinquième.

— La troisième courbe (Obs. 45) est celle d'un malade présentant de l'hyperthermie tenace avec phénomènes pulmonaires intenses. La température s'abaisse
bien le quatrième jour d'environ 1 degré, mais elle
remonte dès le jour suivant. Une seconde rémission, le
huitième jour est suivie d'une nouvelle ascension. Pouls,
température se maintient élevée pendant sept jours; la

OBSERVATION. 1. — Læticia F..., Montazet, 17. — Décembre 1889.

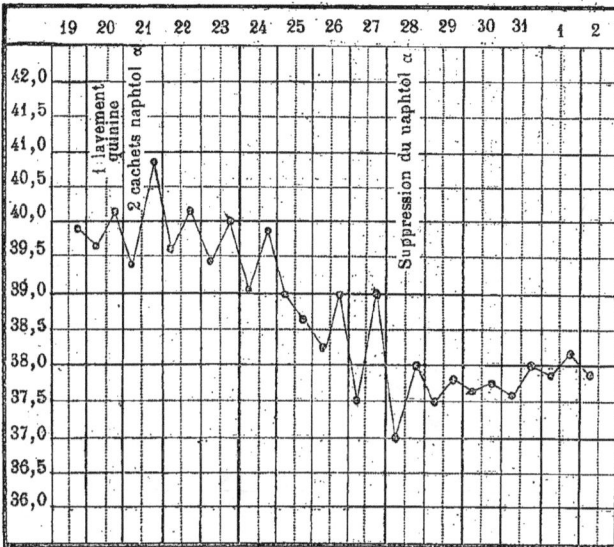

Planche I.

OBSERVATION 4. — M..., Montazet, 12. — Avril 1890.

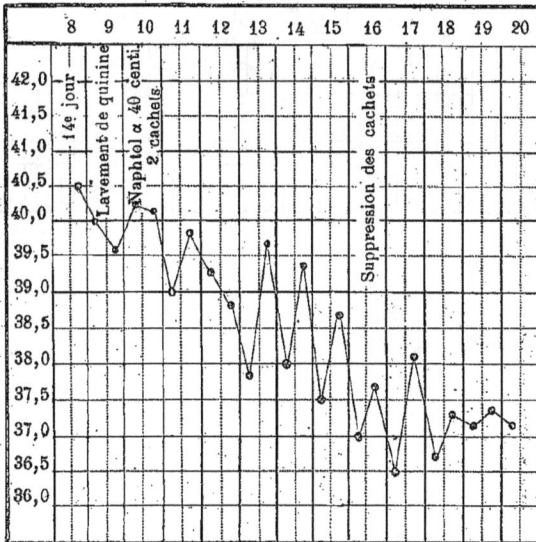

Planche II.

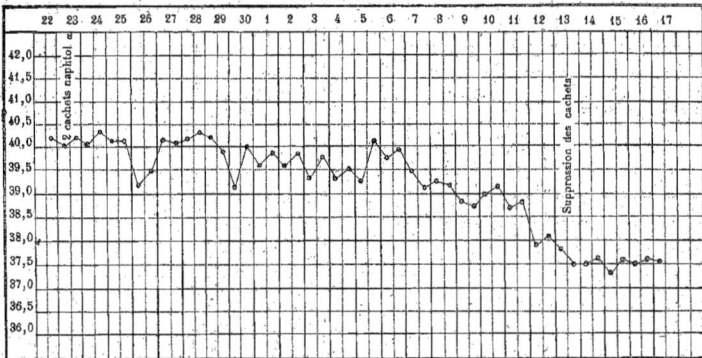

OBSERVATION 45. — Marie C..., Montazet 2. — Avril 1894.

Planche III.

véritable défervescence se produit aboutissant au bout de six jours à la normale.

Le caractère principal de cette courbe est la tendance à rester élevée, sans oscillation marquée, elle se rencontre le plus généralement dans les formes pulmo-intenses comme l'était celle-ci.

— La quatrième courbe, appartenant à l'observation 109, présente très bien la rémission ordinaire, au quatrième jour, mais celle-ci n'est pas suivie d'une période d'oscillation ; au contraire, on constate la présence d'un plateau durant deux jours et se terminant au troisième jour par une défervescence très brusque aboutissant immédiatement à l'apyrexie.

— La cinquième courbe appartient à l'observation 126, on constate d'une manière très nette la rémission du quatrième jour.

L'apyrexie survient ensuite six jours après, les trois derniers jours présentant des oscillations assez fortes ; c'est en somme une courbe se rapprochant beaucoup de la courbe typique.

— La sixième courbe, enfin, appartient à l'observation 142, elle nous montre deux périodes de quatre jours suivies de rémissions, puis une période d'oscillations beaucoup plus longue que d'ordinaire, mais très marquée. L'apyrexie définitive survient seulement le vingt huitième jour du traitement ; mais la malade a déjà atteint plusieurs fois le matin des températures au-dessous de 37°5 et même de 37 degrés.

Nous avons eu ainsi sous les yeux des courbes types avec les principales variations qu'elles peuvent subir. Pour éviter d'en publier davantage, nous avons fait le

OBSERVATION 109. — Jenny D. , IVᵉ Femme, 43. — Septembre 1898.

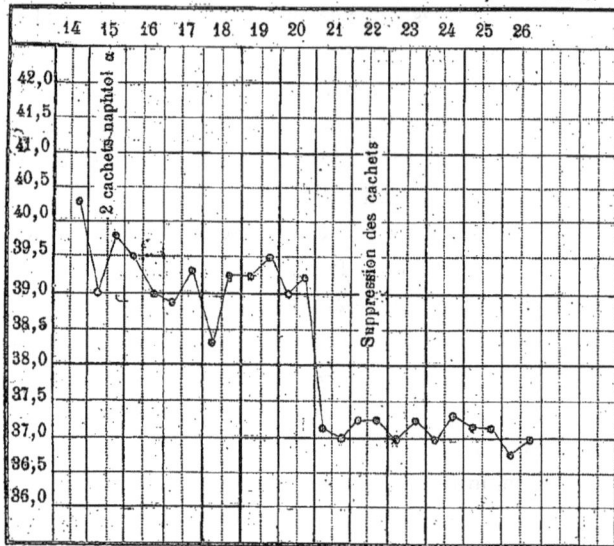

Planche IV.

OBSERVATION 126. — B..., Sainte-Jeanne, 6. — Septembre 1899.

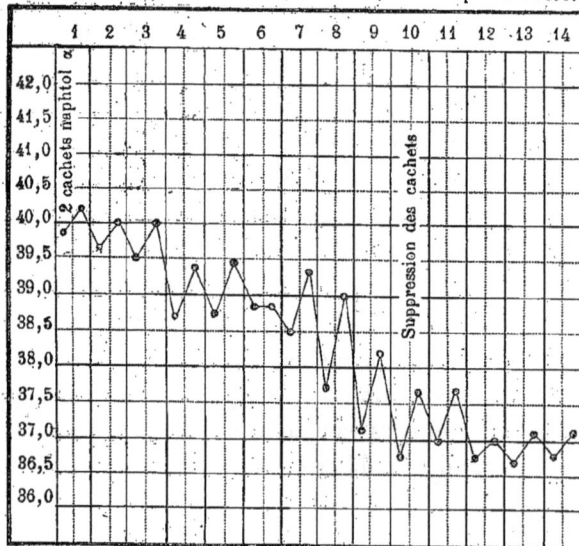

Planche V.

OBSERVATION 142 — Léonie L..., IVe Femme. 17. — Septembre 1900.

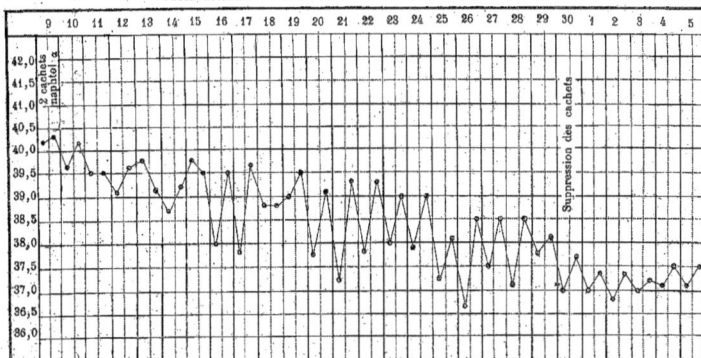

Planche VI.

compte du nombre de jours de fièvre présenté par chaque malade depuis le début du traitement et cela nous a permis de les catégoriser.

Sur 116 malades, car nous avons été obligé de défalquer les morts et les observations où les feuilles de température manquaient ou étaient incomplètes, nous avons constaté que 54 malades soit 46,5 pour 100, ont eu de la fièvre moins de 11 jours, c'est-à-dire, ont présenté une rémission le quatrième jour suivi d'une période oscillant de 4 à 6 jours ; 20 malades, soit 17 pour 100, ont eu moins de 16 jours de fièvre, c'est-à-dire ont présenté deux périodes de 4 jours suivies de rémission, ou bien ont eu une période oscillante égale à 7 ou 8 jours; 16 malades, soit 13 pour 100, ont eu moins de 21 jours de fièvre, c'est-à-dire ont présenté une forme un peu plus prolongée. Enfin, 14 autres malades ont eu jusqu'à 26 jours de fièvre, soit 11 pour 100 et 12, soit 10 pour 100 jusqu'à 30 jours. Il s'est agi alors, le plus souvent, de formes très prolongées ou de rechutes, ou de complications fébriles. Enfin, trois malades ont eu respectivement 31 jours, 37 jours et 48 jours de fièvre. Il s'est agi alors de complications très longues.

Au total, la durée moyenne de la fièvre comptée depuis le début du traitement jusqu'à l'apyrexie définitive, a été de 13 jours, et cela, en comptant même les cas très défavorables et compliqués que nous avons cités en dernier lieu.

Les malades très hyperthermiques ont été soumis, outre le traitement habituel, à la balnéothérapie de la façon suivante :

Deux malades ont reçu des lotions froides, cinq

malades ont été soumis aux bains froids à raison d'un
ou deux par jours. Enfin, quatre malades ont reçu des
bains froids toutes les trois heures, soit douze malades,
en tout, soumis à l'hydrothérapie pour obtenir une
antithermie plus rapide.

§ II. **Symptômes abdominaux. Rate.** — En même
temps que la température s'abaisse, et dans des propor-
tions semblables, les symptômes principaux de la dothiénentérie diminuent d'intensité. Cette atténuation est
très sensible, généralement, le quatrième jour, lorsque
l'antisepsie intestinale est réalisée ; elle se fait attendre
un peu plus longtemps si la fièvre persiste.

En général, donc, vers le quatrième jour du traitement, la langue s'améliore, le ventre est moins ballonné, la diarrhée diminue d'intensité ; souvent les
selles prennent une teinte verdâtre et leur fétidité disparaît ou, du moins, s'atténue ; enfin la rate devient
moins grosse. Tous ces effets se retrouvent dans la plupart des cas, dans tous ceux qui ont évolué d'une façon
normale, et ces cas correspondent à ceux où la température à évolué rapidement vers la défervescence, c'est-
à-dire à la grande majorité. Mais à côté de ceux-ci et
alors nous arrivons aux observations où l'on voit la fièvre
se maintenir et se prolonger assez longtemps, on trouve
des cas où les symptômes cèdent peu à la médication et
réclament l'adjonction du troisième cachet de naphtol
avec lequel on obtient, en général, le résultat désiré.
Dans ces cas, nous avons toujours exposé l'évolution de
la maladie le plus complètement possible telle qu'elle
était marquée dans les observations que nous avons eues

entre les mains. Nous plaçons ici deux observations se rapportant aux deux cas que nous venons d'envisager.

Obs. 6. — A son entrée la malade est dans un état grave : la langue sèche. Rate grosse et douloureuse. Elle présente de la diarrhée, des vomissements, une prostration profonde, le regard fixe, reste dans le décubitus dorsal constant. On la soumet au traitement, le 27 avril et le 28 avril la langue est rosée, humide, on constate une grave amélioration de tous les symptômes, le 30, elle se met spontanément dans le décubitus latéral, le 1er mai est apyrétique et le 5 mai peut se lever.

En voici une autre *(Obs. 8)* dont l'évolution est plus compliquée. A l'entrée, mauvais état général, langue rôtie, nombreuses taches rosées, diarrhée très forte. Prostration, délire. Rate très grosse. Incontinence des matières, etc. Le 31 juin, on lui donne deux cachets ; trois deux jours après, vu l'hyperthermie. La langue devient humide, la rate moins grosse, le délire disparaît et malgré une pneumonie grave du sommet gauche, la malade guérit et devient apyrétique le 8 juillet après dix-huit jours de fièvre.

§ III. **Le cœur et les vaisseaux** se maintiennent généralement en bon état chez les malades où le traitement a pu être appliqué assez tôt. Le dicrotisme du pouls et le bruit de galop, très fréquent dans le cours de la maladie, disparaissent assez rapidement. On a pu constater parfois de la faiblesse du cœur et du pouls, de la tachycardie et même de l'embryocardie, il a été nécessaire alors de soumettre le malade aux injections de caféine pendant un nombre de jours suffisant.

La pression artérielle qui a été prise chez 15 de nos malades seulement, a varié entre 8 comme minimum et comme maximum 17. La moyenne calculée sur la pression artérielle de ces 15 malades est de 13.

§ IV. **Le système nerveux** a été très heureusement influencé, et le plus souvent, la prostration, l'insomnie, l'agitation ont cédé rapidement sous l'influence du traitement, mais quelquefois aussi, en particulier chez les délirants, on a été obligé de prescrire des lotions ou des bains et le traitement, ainsi compris, a donné les meilleurs résultats chez un certain nombre d'entre eux.

Le nombre des malades ainsi traités est de 18. Soit 4 malades traités avec les lotions froides (Obs. 8, 26, 29, 13).

6 malades traités par les bains tièdes, un ou deux par jour (Obs. 17, 19, 26, 57, 58 et 93).

8 malades traités par les bains toutes les trois heures (Obs. 16, 21, 22, 23, 47, 53, 14 et 59).

§ V. **Poumon.** — Du côté de cet organe, rien de bien particulier à signaler. En général, les malades avaient à l'entrée une bronchite plus ou moins légère. Quelquefois, un peu de congestion. Dans quelques cas, celle-ci ordinairement légère, s'est révélée à l'hôpital quelques jours après l'entrée. Certains présentaient des signes de tuberculose. Enfin les complications graves, pneumonies, bronchites intenses, seront exposées plus loin.

§ VI. **Urines**. — Celles-ci chez nos malades ont été modifiées d'une manière un peu spéciale.

Tout d'abord, dès que l'antisepsie intestinale est réalisée, les urines présentent une coloration verte. Cette coloration apparaît en général du troisième au cinquième jour du traitement, elle indique qu'une légère portion du naphtol α est absorbée.

De son côté, l'*albuminurie est très heureusement influencée* et disparaît assez rapidement de l'urine des malades traités, ce qui est une preuve importante de l'action restrictive de la médication sur la production des toxines dans l'intestin.

Nous regrettons que le manque de renseignements précis sur ce point, dans la grande majorité de nos observations, ne nous permette pas de donner des chiffres exacts et concluants.

Enfin, l'examen des urines nous révèle encore un fait très important ; c'est la *diminution de la toxicité urinaire* non seulement pendant le cours du traitement, mais encore après sa suppression, comme cela a été démontré par Marotte, au moyen d'analyses et d'inoculations nombreuses faites à des lapins avec les urines des typhiques traités (Voyez Obs. de 1 à 9).

Or, la constatation de cette diminution de toxicité urinaire, même après la suppression du traitement, prouve que l'antisepsie intestinale, et même l'antisepsie des milieux est réalisée, puisqu'elle démontre qu'il se produit moins de toxines. En effet, la diminution de toxicité urinaire peut être attribuée à deux causes très différentes : soit à un arrêt dans l'élimination, les substances toxiques restant emmagasinées dans l'organisme où elles sont comme masquées ; soit au contraire à un arrêt dans la production. Dans le premier cas, au moment de la convalescence, à la suppression du médicament, celui-ci n'agissant plus, la porte qui était fermée se rouvrira, l'élimination se fera avec une grande intensité, et il se produira une véritable débâcle. Dans le second cas, au contraire, le coefficient de toxicité restera aussi peu élevé pendant la convalescence que pendant la maladie. quand le malade était sous l'influence du traitement. Nous avons vu que le naphtol agissait précisément ainsi, et nous sommes autorisé à dire qu'il modère ou empêche la production des substances toxiques microbiennes.

Ceci est d'autant plus intéressant qu'on peut comparer ce résultat à ceux obtenus par MM. Roques et Weil dans leurs travaux sur la toxicité urinaire des typhiques traités par les bains froids et par l'antipyrine.

Chez les typhiques baignés, le coefficient de toxicité urinaire est très élevé, étant donné que le coefficient normal est de $0,333$; Roques et Weil[1] ont trouvé des coefficients variant entre $0,700$ et $0,900$. Et, par suite, le bain froid aurait une action bienfaisante qui serait de produire une élimination très active des toxines formées, sans avoir la moindre influence sur leur production.

Chez les malades traités par l'antipyrine, au contraire, on constate une diminution notable de la toxicité urinaire, et en cela ce médicament ressemble au

[1] Roques et Weil, *Lyon Médical*, janvier-mars 1890.

naphtol. Mais si l'on continue l'examen des urines après sa suppression, contrairement à ce qui se passe pour le naphtol, on assiste à une véritable décharge toxique par les urines.

Et ainsi, il convient d'appliquer à l'action de l'antipyrine, la première des interprétations que nous avons données plus haut. C'est-à-dire que l'antipyrine agit en empêchant l'élimination sans arrêter la production. Elle n'est qu'un masque qui nous cache le véritable état du malade, et cela est d'autant plus dangereux, que l'accumulation de produits toxiques dans l'organisme, par suite du défaut d'élimination, est très préjudiciable au malade [1].

[1] Pratiquement, la rétention des toxines dans l'organisme due à l'antipyrine ne paraît pas avoir des conséquences aussi fâcheuses qu'il serait permis de le croire.

CHAPITRE IV

INFLUENCE DU TRAITEMENT SUR L'ÉVOLUTION. LES COMPLICATIONS, LES RECHUTES

§ I. **Évolution.** — Pour nous rendre compte de la façon dont la maladie a évolué et de la rapidité de la convalescence, nous allons exposer le nombre de jours passés par les malades à l'hôpital depuis le début du traitement.

Le calcul que nous allons faire porte sur 135 malades, étant donné que nous sommes obligé de défalquer les morts, ainsi que quelques malades sur lesquels nous n'avons pas de renseignements suffisants.

Nous sommes arrivé aux résultats suivants : Sur 135 malades, 43 sont restés à l'hôpital moins de 30 jours; 33 ont fait un séjour de 31 à 40 jours; 34 sont restés de 41 à 50 jours; 10 de 50 à 55 jours; 9 enfin de 55 à 75 jours, et 5 ont fait des séjours plus longs, présentant alors des complications de longue durée, c'est ce qui est arrivé à une ostéopériostite du tibia droit qui est restée près d'un an.

Nous faisons remarquer que la plupart de ces malades sont sortis, leur convalescence étant complètement terminée, et en état de reprendre leur travail. Étant donné que la plus grande majorité de nos malades sont

des femmes et qu'il n'existe pas pour elles d'hospices
où il soit possible de les envoyer achever leur guérison.

Quant à la convalescence elle-même, elle a été courte
dans le plus grand nombre des cas. La moyenne que
nous avons faite sur 118 malades est de 22 jours. Nous
l'avons calculée en comptant le nombre de jours écoulés entre l'apyrexie et la sortie de ces malades de l'hôpital. Elle a été chargée par quelques malades dans le
genre de celles que nous avons citées précédemment.

Notre calcul n'a porté que sur 118 cas, car nous
avons eu à défalquer les morts et les observations où
manque la feuille de température. En retenant seulement les cas ordinaires, simples ; c'est-à-dire en défal-
quant les observations où l'on trouve ces complications
de longue durée, tels que ostéite, phlébite, etc, nous
trouvons que la durée moyenne de la convalescence
est de dix-neuf jours, moyenne qui est en somme peu
élevée si l'on considère que nous y avons fait entrer
des cas très graves, avec complication, rechute, et que
nos malades sont toujours sortis du service en bon état
de santé.

§ II. **Complications.** — Celles-ci ont été de diverses sortes ; nous allons en faire l'énumération, rapportant chacune à l'organe atteint

1° Du côté de l'*intestin*.

Une seule hémorragie intestinale[1] (Obs. 95). La
malade est morte sans qu'on ait pu arrêter son hémor-

[1] Dans la statistique de Brand le taux des hémorragies intestinales est de 1,5 pour 100.

ragie, elle présentait des lésions intestinales très confluentes.

On trouvera indiquées dans nos tableaux deux autres hémorragies intestinales, mais celles-ci ont eu lieu au début de la maladie, *avant que la malade soit entrée à l'hôpital* et à plus forte raison avant d'être soumise au traitement.

Nous n'avons donc pas à en tenir compte. D'autre part, nous n'avons *pas une seule perforation intestinale.*

Nous pouvons donc conclure à la rareté et presque à l'absence chez nos malades des complications intestinales ordinairement si redoutables.

2° Du côté du *cœur* et des *vaisseaux*, nous avons à signaler une myocardite suivie de mort (Obs. 44) et trois phlébites graves, dont deux à la jambe gauche, et une double (Obs. 16, 105 et 40).

3° Du côté de l'*appareil bronchopulmonaire*, nous avons constaté deux pneumonies, la première (Obs. 8) siégeant au sommet gauche a évolué vers la guérison; la seconde (Obs. 38) a été suivie de mort, de plus, une broncho-pneumonie droite (Obs. 100), une bronchite purulente (Obs. 141).

En somme, cinq cas de complications pulmonaires.

On peut signaler, en outre, plusieurs bronchites simples ou congestions plus ou moins légères, mais ceci rentre plutôt dans les symptômes ordinaires de la fièvre typhoïde que dans ses véritables complications.

4° Le foie n'a été atteint qu'une fois, la malade a eu des coliques hépatiques avec ictère;

5° Le système nerveux a reçu quelques atteintes,

relativement bénignes. Nous avons un cas de névrose
post-infectieuse (Obs. 15), deux cas de délire de convalescence (Obs. 54 et 57), deux cas de douleurs dans
les membres (Obs. 45 et 77). Citons en plus une atta-
que d'hystérie, peut-être réveillée par la fièvre typhoïde;

6° Le système osseux ne nous fournit qu'un cas
d'ostéo-périostite du tibia droit;

7° Les organes des sens n'ont été touchés qu'une fois,
par une ottite suppurée (Obs. 21);

8° Citons aussi quatre cas d'escharres fessières
(Obs. 45, 57, 59, 139) avec deux cas d'abcès consécu-
tifs (Obs. 57 et 59), plus un cas d'abcès primitif de la
région dorsale (Obs. 37), en outre, deux cas d'éruption
furonculaires (Obs. 139 et 100), une éruption très intense de sudamina (Obs. 52), un rash scarlatiniforme
(Obs. 3) deux cas d'érythème rubéolique (Obs. 73 et
150), un érythème papuleux (Obs. 5), un érythème
noueux (Obs. 12);

10° Enfin un cas de perforation et de sphacèle ou
diaphragme avec hématome pleural et mort.

Il est un fait qui ressort de l'examen de ces complications, c'est qu'à part les cas suivis de mort, les complications vraiment graves sont rares, leur nombre ne
dépasse pas cinq ou six. Le chiffre total des observations
où l'on trouve des complications de toute nature, dont
quelques-unes sont très légères est de 27, ce qui donne
un taux de 17 pour 100[1]. En tout cas, très grande rareté
des complications intestinales, un cas (hémorragie) sur

---

[1] Dans la statistique personnelle de Brand, le taux des complications en général est de 19,1 pour 100. M. Bouveret a 25 complications sur 100 cas.

nos 151 observations, ce qui semble prouver une tendance marquée à la restriction des lésions intestinales
sous l'influence du traitement.

En même temps que les complications, nous avons
recherché combien de fois des affections intercurrentes
avait atteint le malade, soit dans le cours, soit dans
l'issue de sa maladie ; combien de fois aussi ses affections anciennes avaient été réveillées, ou avaient vu
leur cours accéléré par la fièvre typhoïde.

Dans trois cas, il y a eu survenance de grippe au
moment de la convalescence (v. les Obs. 1, 22 et 59).

Dans l'observation 50, cette grippe s'est accompa-
gnée d'une néphrite infectieuse, puis le tout s'est ter-
miné par une évolution assez rapide de la tuberculose,
dont la malade était déjà atteinte et a abouti à la mort.

La tuberculose a subi une poussée, mais n'a pas
évolué vers la mort dans les observations 48 et 140.
Enfin, dans un certain nombre de cas, le malade avait
à son entrée à l'hôpital des lésions tuberculeuses ma-
nifestes, mais qui n'ont pu être influencées en rien par
la dothiénentérie, tel est le cas des observations v. 66,
88, 89. etc.

Citons enfin l'observation 47 où la malade a eu une crise
de grande hystérie, puis l'observation 133 où, à l'issue
de la dothiénentérie s'est installé un érysipèle de la face.

Il ne semble donc pas que le traitement ait eu une
influence bien spéciale sur les maladies intercurrentes.
Nous pensons, en tout cas, constater que celles-ci furent
rares et n'eurent qu'une fois une terminaison fatale
voir l'observation n° 50 qui a, d'ailleurs, été discutée
précédemment.

§ III. **Rechutes**. — Parmi celles-ci, il nous faut distinguer les recrudescences qui se caractérisent par une
élévation de la température et quelquefois aggravation
des symptômes pendant le cours de la maladie, avant
l'apyrexie, et les rechutes vraies, véritable réitéra-
tion suivant l'expression si juste de Potain, qui se ma-
nifestent, elles aussi, par une élévation de température,
mais survenant après quelques jours de convalescence et s'accompagnent de la réapparition des symptômes de la fièvre typhoïde et d'une éruption nouvelle
de taches rosées.

Or, nous avons constaté des recrudescences dans
quatre cas (voir les observations 29, 47, 70, 144) et
des rechutes dans onze cas, (voir les observations 27,
43, 54, 60, 107, 124, 130, 132, 137, 145, 148[1]).

En général, ces rechutes n'ont présenté aucune gravité ; un certain nombre même ont été exception-
nellement bénignes, tout s'étant borné à une légère
élévation thermique entre 38 degrés et 38°5, les symptômes de la fièvre typhoïde s'étant à peine esquissés.

Ainsi, en comptant tous nos cas de rechutes, même
les plus bénins, nous arrivons à un chiffre statistique
de 7,3 pour 100 qui est certainement un peu élevé.

Si nous nous en tenons aux cas bien caractérisés,
nous arrivons à 4,6 pour 100.

Or, les résultats obtenus par certains auteurs sont
les suivants :

[1] Nous éliminons l'observation, 52 où la rechute s'est produite
presque à l'entrée de la malade à l'hôpital, avant que le traitement ait pu agir.

Tripier et Bouveret. . . . 6,43 pour 100.
Brand . . . . 4,5 —
Liebermeister . . . . . 9,8 —
Merckel . . . . 22,2 —

Tous ces résultats ont été obtenus chez des malades
traités par les bains, on peut se rendre compte qu'ils
ont été assez variables; les nôtres leurs sont, en
somme, comparables; et de plus, comme nous l'avons
déjà fait remarquer, même en dehors des cas très
bénins dont nous avons parlé, les rechutes n'ont pas
présenté de gravité et ont généralement évolué rapidement.

§ IV. — Enfin, l'examen de toutes ces observations
nous apprend que, à part des cas très rares, le naphtol α
a toujours été très bien supporté. Dans un cas, il n'a
pas été possible de donner le naphtol au début, parce
que la malade présentait des vomissements incoerci-
bles. (V. obs. 39).

Dans deux autres cas (obs. 13 et 14), le naphtol
n'était plus supporté à la fin de la maladie et fut rem-
placé dans le premier cas par du salicylate de bétol;
dans le second, par du charbon de Belloc.

L'observation 53 nous présente un autre cas d'intolérance au bout de huit jours de traitement, on continue par les bains tièdes; la maladie se termina par un
ostéopériostite.

Au total, trois cas d'intolérance, dont deux chez des
malades en très mauvais état et bien près de mourir,
plus un cas où le naphtol ne put être donné, comme

d'ailleurs toute autre médication, par la voie buccale,
à cause des vomissements.

En somme, l'examen que nous venons de terminer
nous paraît favorable à la méthode que nous préconisons. Un taux de mortalité faible, une action très favorable sur les divers symptômes, la durée relativement
courte de la convalescence, la rareté des complications
graves, en particulier des complications intestinales, le
peu de gravité des rechutes nous permet de la mettre en
regard des meilleures méthodes préconisées jusqu'ici,
même de la méthode de Brand. Nous allons voir que la
facilité d'application qu'elle présente et son innocuité
nous permettent, dans un certain nombre de cas, de la
recommander et de lui donner la préférence.

Et, en effet, le traitement est très facile à appliquer,
quelques cachets à donner, quelques lavements, aucune
crainte d'accident à avoir ; rien, en un mot, qui ne
puisse être fait par une personne même inexpérimentée.
Cela est certes une chose très appréciable, je ne dis pas
à l'hôpital où les malades ont à leur disposition un personnel compétent et un matériel complet, ni à la ville,
dans les familles aisées qui ont la facilité de se procurer
tout ce qui est nécessaire, mais à la campagne, où un
médecin est obligé de satisfaire aux besoins d'une
clientèle nombreuse et surtout répartie sur une grande
étendue de territoire, ce qui lui enlève toute possibilité
de faire ou de surveiller efficacement un traitement ;
où il lui est difficile d'avoir confiance en des gens
souvent imbus de préjugés tenaces ou du moins trop
peu intelligents ou trop peu exercés pour qu'il leur soit

possible de se charger utilement et sans danger pour le malade d'un traitement délicat.

Et à la ville, même dans les familles peu fortunées ou mal logées, qui ne veulent ou ne peuvent pas profiter de l'hospitalisation, le défaut de personnel, de place et de matériel se fera fréquemment sentir et placera trop souvent le médecin dans l'impossibilité de procurer à son malade les bienfaits de la balnéothérapie.

Il ne faut pas oublier que cette dernière méthode demande à être instituée dès les premiers jours de la maladie, avant même, si cela est possible, qu'un diagnostic ferme ait été porté, et l'on conçoit toutes les difficultés auxquelles, dans sa clientèle, un médecin peut se trouver sujet. Enfin, dans les grandes agglomérations de malades, avec un matériel ou un personnel insuffisant, on peut être conduit à employer avec avantage la méthode que nous préconisons, par exemple dans les épidémies particulièrement intenses, dans les ambulances et les hôpitaux militaires, en temps de guerre surtout. Car il ne faut pas oublier que la fièvre typhoïde sévit avec une très grande intensité sur ces agglomérations d'hommes fatigués, résistant peu à l'infection et qu'elle fait autant et plus de victimes que les balles.

A côté de ces avantages tirés des circonstances extérieures, notre méthode en présente aussi, au point de vue du malade lui-même. *Tout d'abord*, la rareté de ses contre-indications, et en réalité il n'y en a pas, si l'on en excepte des vomissements tellement constants qu'ils empêchent le malade de rien avaler ou de rien garder, ou encore les cas très rares où le malade ne peut pas supporter le naphtol, car l'intolérance gastrique n'existe pas à la dose où le médicament est donné.

De plus le traitement est accepté et supporté très volontiers par le malade, il ne lui occasionne aucune souffrance, le laisse au repos, au calme, permettant de ne pas le remuer, à l'exception des soins de propreté et d'hygiène nécessaires. Ainsi, tous les inconvénients des mouvements intempestifs sont évités et, de plus, le malade peut dormir la nuit sans être dérangé.

Je dois avouer que, personnellement, j'ai trouvé ce traitement très facile à supporter et que je n'en ai éprouvé aucun désagrément. La saveur âcre et très désagréable du naphtol α oblige seulement à prendre les précautions nécessaires pour que le cachet ne se rompe pas dans la bouche.

Enfin, tous les symptômes pénibles de la maladie s'amendent rapidement, l'aspect général du malade est des plus satisfaisants, le facies typhique disparait, tous ceux qui ont vu traiter souvent les malades de la sorte en témoignent volontiers.

Par suite, il est facile de comprendre qu'on puisse instituer le traitement dès le début de la maladie, c'est-à-dire dès qu'on a le moindre soupçon de fièvre typhoïde, son innocuité et sa grande facilité d'application lui donnent ici une vraie supériorité. Et il n'est pas douteux qu'en l'appliquant ainsi d'une façon précoce on n'obtienne les plus heureux résultats, en arrivant à rendre bénigne une dothiénentérie qui, livrée à elle-même dans les premiers jours, aurait pu évoluer d'une façon plus sévère.

Nous n'avons malheureusement pas assez de docu-

ments sur ce point, car en général les malades traités
ne sont arrivés à l'hôpital qu'à une période déjà avancée
de leur maladie, en moyenne au treizième jour[1]. Ce
qui nous amène à penser qu'on peut appliquer la méthode
de M. Teissier avec succès, même à une période avancée
de la maladie, le malade n'ayant pas été traité, ou ayant
été traité au début par une autre méthode. Elle paraît
ainsi tout à fait indiquée chez un malade qui sera dans
l'impossibilité de poursuivre le traitement par les bains
froids, que ceux-ci soient mal supportés, présentent
des inconvénients pour le malade (menaces de syncopes) soient insuffisants. On pourra aussi la choisir pri-
mitivement chez tous les malades présentant des contre-
indications à la balnéothérapie.

[1] Un certain nombre de malades sont arrivés le vingtième et
même le vingt-cinquième jour de leur maladie.

CHAPITRE V

ÉTUDE DES PROPRIÉTÉS CHIMIQUES ET PHYSIOLOGIQUES DU NAPHTOL

Nous avons vu dans les chapitres précédents les résultats donnés par la clinique. Nous allons maintenant observer les propriétés physiques, chimiques et physiologiques des médicaments employés, ce qui nous permettra de rechercher leur action particulière dans la fièvre typhoïde et d'expliquer en partie les résultats obtenus.

L'étude que nous avons à faire doit porter avant tout et presque entièrement sur le naphtol et, pour ce faire, il est bon de nous reporter à la thèse de Marotte, où nous avons puisé des renseignements très intéressants, que nous avons complétés au moyen de travaux plus récents.

Les naphtols ou naphtylols α et β sont les phénols de la naphtaline, dont ils dérivent par l'action de l'acide sulfurique ; leur formule est la même, $C^{10} H^7 OH$, ils diffèrent par la situation de la molécule oxhydrile (OH). Nous plaçons ci-dessous leur formule développée permettant de se rendre compte de cette différence :

H   OH   H   H
| | | |
C   C   C   C
     //   \\   \\   //   \\   \\
H—C   C   C—H   H—C   C   C—OH
| || | ||
H—C   C   C—C   H—C   C   C—H
\\   //   //   \\   //   //
C   C   C   C
| | | |
H   H   H   H

Naphtol α   Naphtol β

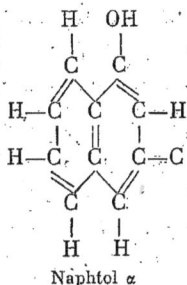

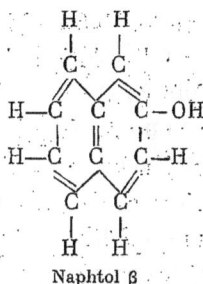

Ils présentent, en outre, des propriétés physiques et chimiques qui permettent de les distinguer.

Le naphtol α cristallise en aiguilles brillantes, très blanches à l'état de pureté, mais prenant rapidement à l'air une teinte d'un rose très tendre ; il fond à 94 degrés, présente une odeur phéniquée, il est à peu près insoluble dans l'eau, mais se disssout bien dans l'alcool, l'éther et le chloroforme.

Le naphtol β se présente en lamelles micacées, gris jaunâtres, fondant à 122 degrés, sa solubilité est à peu près la même que celle de son isomère.

Ils peuvent être distingués l'un et l'autre au moyen des réactions suivantes :

Avec le chlorure de calcium, le naphtol α donne une coloration violette, et le naphtol β une coloration jaune verte, soluble dans un excès. Avec le ferrocyanure de potassium et le naphtol α, on obtient une coloration violette et une coloration jaune avec le naphtol β.

Le ferricyanure de potassium donne avec le naphtol α une coloration brune et avec le naphtol β une coloration jaune verdâtre. L'ammoniaque ne donne rien avec le naphtol α et donne avec le naphtol β une coloration verte. Enfin, si l'on agit avec le perchlorure de fer sur une dissolution de naphtol dans l'eau alcoolisée, on obtient avec le naphtol α un précipité violet soluble dans un excès de perchlorure et avec le naphtol β une coloration jaune verdâtre se transformant en précipité de même couleur, par addition d'excès.

Les naphtols sont des antiseptiques et ont été employés comme tels; mais, de plus paraissent encore être antithermiques, antipyrétiques, ils ont l'avantage, en particulier le naphtol α, d'être bien tolérés par le tube digestif, quand ils ne sont pas donnés à dose trop élevée.

Quand ils sont absorbés, surtout le naphtol β, ils peuvent en s'éliminant causer de la cuisson et colorer l'urine en brun sombre, car ils sont éliminés à l'état d'acide sulfo-conjugué, propriété qu'ils partagent avec le phénol.

Outre cette coloration, on peut les déceler dans l'urine, par le perchlorure de fer; ou bien encore de la façon suivante. On prend une éprouvette dans laquelle on verse 50 centimètres cubes d'urine, plus 2 centimètres cubes de chloroforme, on agite, puis on laisse reposer.

On décante ensuite le chloroforme dans un tube à essai, on ajoute une pastille de potasse et l'on chauffe; des taches colorées en rose sur la pastille révèlent la présence du naphtol.

Outre son emploi comme antiseptique intestinal, et antithermique, le naphtol est encore employé à l'extérieur en pommade dans diverses affections de la peau.

La valeur antiseptique des naphtols est différente. Celle du naphtol β a été étudiée par le professeur Bouchard[1], la dose empêchante est de 0,33 pour 1000, la dose toxique est de 3 gr. 80 par kilogramme d'animal, l'urine agitée avec le naphtol ne fermente plus. Si l'on place des matières fécales dans un bouillon contenant 0,40 de naphtol β par litre, on n'obtient qu'un louche léger.

Des matières organiques putréfiées, placées dans une solution de naphtol β à 0,20 pour 1000 cessent de se putréfier.

Le naphtol α étudié par Maximovitch[2] donne des résultats encore supérieurs.

En effet, la dose infertilisante est de 0,10 pour 1000.

Le bacille d'Eberth est tué, après un séjour de trois ou quatre jours dans un bouillon contenant 0,10 de naphtol α ou 0,40 de naphtol β par litre; au bout de vingt-quatre heures, si la proportion du naphtol α est portée à 0,15 ou du naphtol β à 0,45; au bout de quinze à vingt minutes, si l'on élève la dose du naphtol α à 0,20 ou 0,30 et celle du naphtol β à 0,60.

Pour les microbes de la morve, du choléra des poules du charbon, de la pneumonie, les *staphlococcus aureus* et *albus*, la dose infertilisante est de 0,12 pour 1000.

Pour tuer ces microbes en vingt minutes, il faut élever le titre des solutions à 2 pour 1000 pour le naphtol α et à 5 pour 1000 pour le naphtol β.

[1] Bouchard, *Société de Biologie*, 1889.
[2] Maximovitch, *Académie des Sciences*, février-mai 1888. Voir *Semaine médicale*.

D'autre part, Berlioz[1] d'après ses expériences a montré que la solution de naphtol *α* à 0,50 pour 1000 était impuissante à tuer en cinq minutes les microbes du pus, de la scepticémie puerpérale et de la salive, mais que la solution à 1 gramme pour 1000 tue ces microbes en une minute.

Mais ce qui caractérise le naphtol *α*, c'est la faiblesse de son action toxique. En effet, la dose toxique par kilogramme d'animal serait :

   I. Par injection stomacale . . 9 grammes.
   II. Par injection hypodermique . 3 gr. 30.
   III. Par injection intraveineuse. . 0 gr. 13.

Si l'injection est faite dans la veine-porte, la dose mortelle est doublée. Le foie diminuerait donc la toxicité du naphtol.

Ainsi, le pouvoir toxique du naphtol serait inférieur à son pouvoir antiseptique, et l'on était en droit de croire à la possibilité de saturer assez l'organisme pour le rendre infertile, c'est-à-dire de réaliser l'antisepsie interne; c'est ce qui a conduit Berlioz à pratiquer des injections hypodermiques de naphtol sur trois cobayes inoculés avec des cultures de bacille de Koch.

Malheureusement, cette expérience n'a pas donné les résultats attendus, et les trois cobayes sont morts de tuberculose[2].

Peut-être faudrait-il attribuer cet échec au fait que le naphtol se décompose dans l'organisme ainsi qu'on

[1] Berlioz, *Manuel de thérapeutique*, 1901.
[2] Berlioz, *Annales de l'enseignement supérieur de Grenoble*, 1889.

pouvait le prévoir, si l'on se rappelle que, comme nous l'avons dit précédemment on retrouve le naphtol dans les urines à l'état d'acide sulfo-conjugué.

Quoi qu'il en soit, si nous comparons le naphtol α aux autres antiseptiques, d'abord au point de vue de sa valeur antiseptique absolue, en donnant au sublimé le coefficient 100, le naphtol α aura pour coefficient 25 et le naphtol β 20.

Les choses changent si nous considérons la valeur antiseptique rapportée au pouvoir toxique, ce que nous pourrions appeler le coefficient thérapeutique; alors le naphtol α passe au premier rang avec le coefficient 100, le naphtol $\beta = 49$ et le sublimé 7,65. Ainsi le naphtol α nous apparaît comme étant le meilleur antiseptique intestinal, de plus il est fort bien toléré par l'estomac, du moins aux doses employées ordinairement.

Quant aux autres médicaments, ils sont beaucoup trop connus pour qu'il soit utile d'en parler, et nous renvoyons aux ouvrages de thérapeutique où l'on trouvera tous les renseignements désirables.

CHAPITRE VI

MODE D'ACTION DE CHAQUE MÉDICAMENT
EN PARTICULIER
ET DE LA MÉTHODE EN GÉNÉRAL
DANS LA FIÈVRE TYPHOÏDE

L'action du naphtol α résulte des propriétés que nous venons d'exposer et tout d'abord de son action antiseptique.

Il est, en effet, une chose admise par la majorité des auteurs, c'est que l'antisepsie intestinale est une des parties importantes du traitement dans la fièvre typhoïde, si on veut faire véritablement une thérapeutique pathogénique, et ici la raison s'accorde avec l'expérience pour nous imposer cette manière de voir. En effet, le véritable organe malade dans la fièvre typhoïde, c'est l'intestin. C'est là que pullulent, en plus grand nombre, les microbes qui, de là, pénètrent euxmêmes et envoient leurs toxines dans le sang, la rate et le reste de l'organisme. C'est là aussi que se font les lésions les plus caractéristiques et les plus dangereuses, les ulcérations, causes originelles des hémorragies ou des perforations.

C'est pourquoi, il paraît logique de traiter spécialement l'intestin et de le considérer comme une plaie dont il importe d'antiseptiser avec soin la surface, afin de mettre les micro-organismes qui l'habitent dans l'impossibilité de se développer,

De nombreux médicaments ont été employés dans ce but ; et ce n'est pas, certes, un médiocre argument en faveur du traitement de la fièvre typhoïde par les antiseptiques, que de voir le nombre considérable d'auteurs qui en ont fait usage, et le plus souvent avec succès.

Parmi les antiseptiques les plus fréquemment employés, nous citerons :

L'acide phénique, préconisé par :

Raymond[1], Desplats[2], Spasiano[3], Pommay[4], Wiliams[5], Steiner, Alivia[6], Gramshaw[7], Powel[8], Thompson[9], Jean[10], Charteris[11], Coyle[12], Sloan[13], Claudot, Ramonet, Quill[14], Killoway[15], Thacker[16].

---

[1] Raymond, *Compte rendu de la Société de Biologie*, Paris, 1881.
[2] Desplats, *J. d. sc. médicales*, Lille, 1881.
[3] Spasiano, *Farm. Mod.*, Napoli, 1883.
[4] Pommay, *Alger Médical*, 1883-84.
[5] Wiliams, *Tr. M. An. Georgia*, Atlanta, 1883.
[6] Alivia, *Gazz. d. osp.*, Milano, 1888.
[7] Gramshaw, *Lancet*, London, 1888.
[8] Powel, *Canada Tract*, Toronto, 1889.
[9] Thompson, *Lancet*, London, 1889.
[10] Jean, thèse de Bordeaux, 1890.
[11] Charteris, *Brit. Med. Journal*, 1892.
[12] Coyle, *Brit. Med. Journal*, London, 1893.
[13] Sloan, *Brit. Med. Journal*, London, 1893.
[14] Quill, *Brit. Med. Journal*, London, 1894.
[15] Killoway, *Indian. Med. Rec.*, Calcutta, 1884.
[16] Thacker, *Brit. Med. Journal*, London, 1897.

Le phénol camphré, Englisch de Millburn[1].

L'acide lactique employé par Hayem.

Le phénol tribromé, Purgotti[2].

La liqueur de Fowler, Wilson de Thornton[3].

L'iode, en solution iodo-ioduré, Kotchorowsky[4], Grosch et Bizine, Oddi, Cavazzani et Luccherini[5].

Le formaldéhyde, Line[6].

La liqueur de Labaraque, Baer[7].

Le chloral, Dunn[8].

Le crésol, Hiller[9] et Pozazhniy[10].

Le sulfo-carbonate de zinc, Sangree[11].

La thérébentine, H. Wood[12].

Le sublimé, Loranchet[13].

Le gaiacol, Montagnoux[14], Hull[15], Kœnig[16], Carpenter[17], Rodini[18].

[1] Englisch de Millburn, *Semaine médicale*, 1900,

[2] Purgotti, *Atti e rendic. d. Acad. med. chir. di Perugia*, 1889.

[3] Wilson de Thornton.

[4] Kotchorowsky, *Semaine médicale*, 1896.

[5] Cavazzani et Luccherini, *Semaine médicale*, 1900.

[6] Line, *St-Louis, Med. Tra.*, 1898-99.

[7] Baer, Chicago, *Med. Recorder*, 94.

[8] Dunn, *Virginia Med. Month Richmond*, 1894-95.

[9] Hiller, *Zeitsch f. klin. Med.*, 1894.

[10] Pozazhniy, *Bolnitsch. Gaz. Betkina*, St-Péterbourg, 1896.

[11] Sangree (T. C.), *Time and. reg. Philad.*, 1890.

[12] Wood (H. C.) *Med. New. Philad.*, 1890.

[13] Loranchet, *Gaz. hebd. de Méd. et Chirurgie*, 1893.

[14] Montagnoux. Congrès français de Médecine interne Lyon, 1894,

[15] Hull, *Thérap. Gaz.*, 1895.

[16] Kœnig, *Journ. Americ. med. Ass.*, 1895.

[17] Carpenter, *Therap. Gaz*, 1895.

[18] Rodini, *Lavori d. Cong. di med. int.*, 1897-98.

La créosote, Pécholier[1], Richard Caton[2], Rassola[3].

L'iodoforme, Bouchard Renaut.

Le diodoforme Renaut.

L'acide benzoïque Robin.

Le salol, Day[4], Cahsall[5], Mc. Coll[6], Purdom[7], Sicard[8], Fussel[9], Dujardin-Baumetz, Rush[10], Farrar[11], Bramwel[12], Kramer et Youriev[13].

Le salicylate de soude, Riess, Schrœder, Liebermeister, Collard[14], Jaccoud, Vulpian, Gueneau de Mussy, Descroizilles[15], Beco[16], Barnett[17], Hallopeau, Jahn, Goldtammer, Gissler et Wenzel, Caton, Spears[18].

Le nitrate d'argent, Arnaudet[19].

Arsenite de cuivre et nucléine, Aulde[20].

L'apolysine, Hesse.

[1] Pécholier, *Compte rendu Acad. d. sc.*, Paris, 1869.
[2] Richard Caton, *British. Medic. Journal*, 1892.
[3] Rassola, *Indian M. J.*, Calcutta, 1899.
[4] Day, *J. Am. Med. Ass.*, Chicago, 1889.
[5] Cahsall, *Med. News Phila.* 1890.
[6] Mc. Coll, *Mich. med. soc. Détroit*, 1891.
[7] Pordum, *New-Yorck med. Journal*, 1891.
[8] Sicard, *Revue de thérapeutique méd. chirurg.*, 1891.
[9] Fussel, *Univ. m. mag. Phila*, 1891-92.
[10] Rush, *Proc. Florida m. Ass. Jarcksonville*, 1892.
[11] Farrar, *Maryland med. J.*, Baltimore, 1892-93.
[12] Bramwel, *Brit. med. J. Lond*, 1897.
[13] Kramer et Youriev, *Semaine Médicale*, 1900.
[14] Collard, *Journal d'accouchement*, Liège, 1883.
[15] Descroizilles, *Gaz. Hôpilaux*, Paris, 1885.
[16] Beco, *Progrès Médical*, Paris, 1885.
[17] Barnett, *Am. m. Ass.*, Chicago, 1886.
[18] M. E. Spears, *Med. News Philad.*, 1890.
[19] Arnaudet, *Normandie Médicale*, 1898.
[20] Aulde, *N. Yorck med. J.*, 1898.

L'acide borique, Keegan[1], Tortchinsky[2].

L'eucalyptus, Kesteven[3].

La résorcine, Santa Maria y Bustamante·

Le chloroforme, Sicard, Werner[4], Stepp[5], Sandow[6], Quill[7], Palma[8], Killoway[9], Haraguchi et Oshima[10].

L'acide thymique et le thymol, Wible[11], Testi[12].

Le chlorate de soude, Pearson[13].

La lactophénine, Likoudi[14].

La naphataline, Furbringer[15], Bouchard, Petteruti[16], Tichborne[17], Schrwald[18], Frasson[19], Lipari[2], Wolf[21], Sartori[22], Natanson[23], Richard Caton, Fitz-

---

[1] Keegan, *Prov. M. T. Leicester*, 1891.

[2] Tortchinsky, *Bolnitchaïd Gaz.*, 1892.

[3] Kesteven, *Practitioner*, London, 1887.

[4] Werner, *S.-Petersb. med. Woch*, 1890.

[5] Stepp, *München. med. Woch*, 1890.

[6] Sandow, *Pacific. med. Recorder. Portland Oreg*, 1893.

[7] Quill, *Brit. M. J. Lond.*, 1894.

[8] Palma, *Ztschr. f. Heilk.* Berlin, 1894.

[9] Killoway, *Indian. med. Record.*, Calcutta, 1894.

[10] Haraguchi et Oshima, *Chingai Iji Schimpo*, Tokio, 1896.

[11] Wible, *Internat. med. mag. Phila*, 1893.

[12] Testi, *Lavori d. Cong. di med. int.*, 1888, Milano.

[13] Pearson, *Lancet*, London, 1885-1891.

[14] Likoudi, thèse de Saint-Pétersbourg, 1896.

[15] Furbringer, *Deutsch. med, Woch.* Leipzick, 1887.

[16] Petteruti, *Giornale, internaz. d. sc. med.*, Napoli, 1888.

[17] Tichborne, *Med. press. and Circ. Lond.*, 1889.

[18] Schrwald, *Berlin klin. Woch.*, 1889.

[19] Frasson, *Bull. de clin.*, Milano, 1889.

[20] Lipari, *Osservatore*, Torino, 1889.

[21] Wolf, *Med. News Phila.*, 1891.

[22] Sartori, *Gazz. med. de Marche-Civitanova*, 1891.

[23] Natanson, *Bull. Soc. de med. pratique de Paris*, 1891.

gerald[1], Woldert[2], Benedict[3], Kramer et Youriev[4].

Le benzonaphtol, Bouchard.

L'hydronaphtol, Clarke[5].

Les naphtols enfin Clarke, Bouchard, Teissier[6], Mendez[7], Sicard, Richard Caton[8], Hervonnet[9], Santa Maria y Bustamante[10], Moussous[11], Embley[12], Ker (C. B)[13].

Il ne nous est pas possible, et cela nous entraînerait d'ailleurs hors des limites que nous nous sommes assigné, d'examiner avec quelque détail les procédés employés et les résultats obtenus par les auteurs que nous venons d'énumérer. Sans même chercher à établir de comparaison entre les substances qu'ils ont employées comme antiseptique et le naphtol α, nous nous contenterons d'exposer les raisons qui ont conduit M. Teissier, à lui donner la préférence.

Pour cela, il convient d'abord de se rendre compte si le naphtol répond parfaitement aux indications que doit remplir un antiseptique intestinal. La première

---

[1] Fitzgerald, *Saint-Louis clinique*, 1893.

[2] Woldert, *J. An. med. Ass.*, Chicago, 1899.

[3] Benedict, *J. Am. med. An.*, Chicago, 1899.

[4] Kramer et Youriev, *Semaine médicale*, 1900.

[5] Clarke, *Practitioner*, 1888-1890.

[6] Teissier, *Compte rendu de l'Ass. franç. pour l'avancement des sciences*. Congrès de Limoges, 1890.

[7] Mendez, *An. d. Circ. med. argent*, Buenos-Ayres, 1890.

[8] Richard Caton, *Britisch médical Journal*, 1892.

[9] Hervonnet, *Gaz. med*, Nantes, 1892.

[10] Santa-Maria y Bustamante, *Revue de médecine*, 1892.

[11] Moussous, Congrès de méd. interne, Lyon, 1894.

[12] Embley, *Austral. med. J.*, Melbourne, 1894.

[13] Ker, *Tdimh: Hosp. Rep.*, 1896.

condition nécessaire est de pouvoir arriver dans l'intestin sans être altéré, or le naphtol n'est attaqué ni par l'acide chlorhydrique, ni par les ferments gastriques et il traverse l'estomac sans être modifié.

Une deuxième condition est l'insolubilité, car un antiseptique soluble serait immédiatement absorbé, pénétrerait dans l'organisme et ne remplirait plus le but de désinfection locale dans lequel il est administré. Or, nous savons que le naphtol est à peu près insoluble dans l'eau et, par suite, dans les liquides contenus dans le tube digestif. D'autre part, sa solubilité dans l'alcool est loin d'être une gêne, car les boissons alcoolisées, que l'on fait prendre au malade, permettent l'absorption et le passage dans l'organisme d'une légère portion du naphtol α ingéré, et réalise ainsi l'antisepsie intérieure, ce qui répond en quelque sorte, à l'objection faite souvent à la méthode antiseptique, que la médication n'atteint que l'intestin, tandis que l'agent virulent se trouve dans tout l'organisme.

Ainsi, le naphtol α arrive en poudre dans l'intestin, où il se dissémine, en aseptisant son contenu, sa paroi, et ses parties malades, leur constituant comme une sorte de pansement qui est rendu constant par l'emploi des doses fractionnées.

De la sorte le naphtol α répond très bien aux exigences de l'antisepsie intestinale, et même de l'antisepsie des milieux intérieurs, et cela seulement pourrait conduire à en préconiser l'emploi. Mais, ce qui lui donne sa véritable supériorité, c'est la constatation que nous avons faite, au cours de l'étude de ses propriétés, de la faiblesse de son pouvoir toxique, relativement à la gran-

deur de sa puissance microbicide, ce que nous avons
appelé sa valeur thérapeutique, qui le place au premier
rang.

Ce n'est pas tout, outre ces propriétés antiseptiques, le
naphtol jouit de propriétés antithermique, antipyrétique
bien nettes, et cela particulièrement dans la fièvre
typhoïde comme nous avons pu le voir en étudiant les
courbes de température.

Un mot en passant sur l'emploi du salicylate de bismuth, que nous associons au naphtol dans les cachets;
dans ce cas, il est surtout employé comme témoin, ser-
vant à contrôler l'efficacité de l'antisepsie réalisée au
moyen du naphtol α. En effet, tant que l'antisepsie
n'est pas réalisée, il se produit une quantité considérable d'hydrogène sulfuré qui, au contact du sel de
bismuth, donne un sulfure de bismuth noir. Au contraire, lorsque l'antiseptie intestinale existe, l'hydrogène sulfuré disparaît, il ne forme plus de sulfure de
bismuth et la teinte des selles devient verdâtre. Ajou-
tons que le salicylate de bismuth contribue lui aussi,
pour une part, à l'antisepsie intestinale et à la disparition de la diarrhée.

II. Nous arrivons maintenant à l'étude du deuxième
médicament actif donné par M. le professeur Teissier,
le lavement avec quinine, extrait de quina, valériane.
Le mode d'ingestion a été choisi avec beaucoup de raison
et, en effet, il importe de ne surcharger aucun appareil
et de multiplier les voies d'entrée ; d'autre part, si l'absorption par le rectum n'est pas aussi active que dans
la partie supérieure du tube digestif, personne ne met
en doute qu'elle ne soit parfaitement suffisante, tout

en évitant une action médicamenteuse nocive sur estomac.

L'emploi de la quinine paraît, en effet, très indiqué dans la fièvre typhoïde; à ce point, que plusieurs auteurs avaient pensé l'employer seul et en faire la base de leur traitement, en la donnant aux malades à des doses très élevées (jusqu'à 5 grammes), soit par la bouche, soit en injections hypodermiques et même endoveineuses; d'autres, et plus nombreux, l'ont associé à des traitements divers : antiseptique, antipyrétique, bains.

Voici quelques noms d'auteurs, dont le plus grand nombre ont employé la quinine seule à haute dose : Eddison[1], Joffroy, Liebermeister, Hallopeau[2], Rafter[3], Sorel[4], de Sanctis[5], Hall[6], Pécholier[7], Schultz[8], Golds-

[1] Eddison, Fièvres typhoïdes graves, traitées par quinine à haute dose (*Med. Times et Gaz.*, London, 1875).

[2] Hallopeau, Traitement de la fièvre typhoïde par la quinine le calomel et le salicylate de sodium (*Union médicale de Paris*, 1881).

[3] Rafter, *Saint-Louis, Cour. Méd.*, 1883.

[4] Sorel, Quinine et salicylate de sodium dans la fièvre typhoïde (*Bull. et mém. Soc. med. des hôpitaux de Paris*, 1882-1883.

[5] De Sanctis, Quinine à haute dose dans la fièvre typhoïde (*Riv. clin. et therap.*, Napoli, 1883).

[6] Hull, Quinine à haute dose dans la fièvre typhoïde (*Med. News Phila.*, 1884).

[7] Pécholier, Action antizymasique de la quinine dans la fièvre typhoïde (*Montpellier médical*, 1884).

[8] Schultz, *Ann. Pract. Louisville*, 1885.

cheider[1], Cleveland[2], Stepp[3], Dunoyer[4], Kahn[5], Zinn[6], King[7], Makaroff[8], Broqua, Black et Briquet, Jaccoud, Monneret, Tapié, Patterson[9], Ragonna[10], Baccari[11], Erb, Bink, Marfan.

Or, si le traitement de la fièvre typhoïde par la quinine seule à haute dose n'a pas donné toujours des résultats aussi favorables entre les mains des divers auteurs, il est certain que celle-ci est un adjuvant précieux et qu'employée concurremment avec d'autres médications, elle contribue puissamment à la guérison par son action indiscutable sur le système nerveux, le système circulatoire, et l'organisme tout entier, relevant les forces du malade, agissant comme tonique cardiaque

[1] Goldscheider, *Deutsches. Arch. f. klin. Med. Leipsick*, 1884-1885.

[2] Cleveland, *Med. Record.*, N.-Y., 1886.

[3] Stepp, Chloroforme et quinine dans la fièvre typhoïde *(Münchener med. Woch.*, 1890).

[4] Dunoyer, thèse de Paris, 1893.

[5] Kahn, Tannate de quinine dans la fièvre typhoïde *(Normandie médicale*, 1894).

[6] Zinn, *Münche med. Woch.*, 1895.

[7] King, Fièvre typhoïde traitée par chlorhydrate de quinine *(Med. News Phila.*, 1895).

[8] Makaroff, Quinine à haute dose dans la fièvre typhoïde *(Protok. zazaid. Obsts. Morsk. wrach. v. Kronstadte*, 1897-1898).

[9] Patterson, Traitement antiseptique de la fièvre typhoïde par le chlorhydrate de quinine *(Times et Reg. Phila et Bost*, 1896).

[10] Ragonna, Quinine par voie hypodermique dans la fièvre typhoïde *(Archiv. di farm. et therap.*, Palermo, 1898).

[11] Baccari, Un cas de fièvre typhoïde guérie par injection endoveineuse de quinine *(Ann. di med. nav. Roma*, 1899 ; *Bulletin général de thérapeutique*, 8 mars 1902).

et ajoutant son action antipyrétique à celle du médicament employé avec elle ; enfin, par son action antiseptique propre : on sait que le sulfate de quinine, à la dose de 1 gr. 25 pour 1000, empêche le développement du bacille d'Eberth.

A ce propos, il semble que l'association du naphtol α et de la quinine dans le traitement de la fièvre typhoïde, présente une action combinée particulière, et M. le professeur Teissier ne serait pas éloigné de croire à la spécificité d'une telle association, et à son action directement opposée au microbe lui-même et à ses toxines, action se manifestant au dehors, par la marche spéciale de certains symptômes et en particulier de la température. En effet, la rémission qui se produit autour du quatrième jour du traitement chez les malades qui ont reçu la médication complète, n'existe pas chez ceux qui ont été traité exclusivement par la quinine seule ou par le naphtol α seul. Et ceci n'a rien qui puisse nous étonner, certaines associations microbiennes présentent une virulence bien supérieure à celle que présente chaque espèce séparément, il n'y aurait rien d'étonnant d'abord qu'elles réclament, pour lutter contre elles, des actions médicamenteuses combinées. De plus, même contre un bacille déterminé, des antiseptiques composés sont souvent plus puissants que chacun d'entre eux pris isolément. Certaines formes graves de la fièvre paludéenne par exemple, résistent à la quinine, résistent de même à l'arsenic, mais cèdent, si l'on emploie les deux médications à la fois. Nous nous trouvons sans doute, en présence d'un fait analogue dans l'action combinée du naphtol et de la quinine dans la fièvre typhoïde,

A la quinine est associé l'extrait de quina qui en augmente les effets salutaires.

Enfin, l'excipient du lavement est l'infusion de valériane qui, donnée le soir, contribue à calmer le malade et à lui procurer le repos nocturne.

III. La troisième partie du traitement consiste dans l'administration de quatre lavements froids par jour. Ceux-ci sont destinés, dans une certaine mesure, à remplacer le bain. Leur action, quoique un peu moins prononcée, est cependant très remarquable et doit être rapprochée de celle que l'on obtient par l'entéroclyse dont les résultats ont été consignés dans une thèse d'Houdelekt de Lyon.

Le lavement froid exerce un effet indéniable sur la température en l'abaissant, et cet abaissement de température n'est pas seulement local, car si l'on ne peut se fier dans ce cas à un thermomètre introduit dans le rectum, il est facile, en s'entourant des précautions habituelles, de prendre la température axiliaire, ce qui a permis de constater un abaissement qui, pour n'être pas aussi marqué et de durée aussi longue que celui obtenu par le bain, n'en est pas moins fort sensible.

A côté de cette action antithermique indéniable, le lavement froid agit encore comme tonique du cœur et du système circulatoire tout entier, agissant au moyen des extrémités nerveuses sur la muqueuse intestinale et les capillaires nombreux qui la parcourent. Ainsi encore le lavement agira sur le rein dont il stimule l'activité, les urines deviennent plus abondantes, et le lavement contribue ainsi pour une bonne part à l'élimination des toxines microbiennes et des déchets organiques.

Le système nerveux en ressent, lui aussi, les bons effets, le lavement agit en particulier sur la prostration et contribue à la disparition de l'aspect typhique.

Enfin, du côté de l'appareil digestif, le lavement produit l'hypersécrétion des glandes salivaires, d'où disparition de la sécheresse de la langue et de la bouche ; de plus, la soif est diminuée, les douleurs abdominales s'atténuent. Ce n'est pas tout, le lavement froid possède encore une action locale très appréciable, il produit un lavage véritable d'au moins tout le gros intestin et entraîne, en ressortant, une partie considérable des matières nuisibles, déchets alimentaires, microbes, toxines, qu'il pouvait contenir.

Ainsi, en laissant le malade au repos, dans l'immobilisation absolue, en produisant en plus le lavage intestinal, on obtient par le lavement, une partie importante des effets obtenus par le bain. Et cela est si vrai qu'avec le grand lavement froid, l'entéroclyse, pratiquée avec la sonde et une quantité d'eau de 1 ou 2 litres au plus, on a pu instituer un traitement de la fièvre typhoïde, qui a donné des résultats très encourageants, (v. thèse Houdelekt).

De la partie diététique du traitement, rien à dire, sinon rappeler que l'alcool donné sous forme de vin de Bordeaux joue un rôle dans l'absorption d'une partie du naphtol ingéré.

En somme, nous voyons que chaque médicament, chaque partie du traitement a son action propre et produit un effet utile, mais n'oublions pas qu'il s'agit d'une méthode paraissant agir surtout par l'action combinée des médicamments entre eux, et que c'est en somme, à cette action combinée qu'il nous faut attribuer les heureux effets obtenus.

CONCLUSIONS

I. La méthode de traitement de la fièvre typhoïde par le naphtol et la quinine combinés, préconisée par M. le professeur Teissier en 1890 et appliquée par lui dans son service, pendant une période de douze ans, a donné de très favorables résultats.

a) Le taux de la mortalité sur 151 malades traités par la méthode est de 4,63 pour 100, comparable et même souvent supérieur aux meilleurs résultats publiés jusqu'ici.

b) La température, les symptômes digestifs abdominaux et urinaires, l'état général du malade soumis au traitement subissent une heureuse influence.

c) L'évolution de la maladie, la convalescence sont écourtées ; les complications, et en particulier les complications intestinales sont rares ; les rechutes sont généralement bénignes et de courte durée.

II. Par suite de ces avantages, cette méthode nous paraît pouvoir être conseillée :

a) Lorsque la maladie, *encore à son début*, ne se présente pas avec des caractères hyperthermiques ou

nerveux, imposant dès le premier jour l'application
du bain.

La méthode ne produisant, en général, ses premiers
effets utiles qu'au bout du quatrième jour, c'est-à-dire
lorsque l'antisepsie intestinale est réalisée, M. Tessier
lui-même conseille de lui associer la balnéothérapie
lorsque, étant pris de court, et le temps pressant, on
ne saurait attendre ces quelques jours, sans porter pré-
judice aux intérêts du malade.

b) Toutes les fois que la méthode hydrothérapique
est contre-indiquée par l'état du malade : âge, obésité,
époque trop avancée de la maladie, détermination pulmonaire grave, hémorragie intestinale, complications
vasculaires, etc.

c) A plus forte raison, lorsque l'application du bain
froid est impossible par insuffisance matérielle, manque de personnel, exiguïté du logement, encombre-
ment, armées en campagne, etc.

III. Cette méthode s'adressant à l'infection primitive et à sa source intestinale même, est rationnelle,
parce que pathogénique et semble convenir surtout aux
cas à détermination abdominale dominante.

BIBLIOGRAPHIE [1]

J. Teissier, Compte rendu de l'Association française pour l'avancement des sciences. Congrès de Limoges, 1890.

Marotte, thèse de Lyon, 1890.

Soulier, Traité de thérapeutique et de pharmacologie, 1891.

Bouchard, Société de biologie, 1889.

Maximovitch, Académie des sciences, février-mai 1888.

C. Robin, Traité de thérapeutique.

— Archives générales de médecine, Paris, 1885.

Roques et Weil, Revue de médecine, Paris, 1891.

H. Armstrong et P. Wyne, Etude sur la constitution des dérivés très substitués de la naphtaline (Société de chimie de Londres, 1890).

Dujardin-Beaumetz, Bull. gén. thérap., 1891.

Vinay, Lyon médical, 1888.

Bouveret, Lyon médical, 1891.

Tripier et Bouveret, la Fièvre typhoïde traitée par les bains froids.

Ramirez, Pueden los antisepticos constituir un tratamiento della fiebre tifoidea (Gaz. med., Granada, 1892).

Wolf, Statistique de cent cas de fièvre typhoïde traités par le calomel et la naphtaline (Med. News, 1891).

Dunoyer, Traitement de la fièvre typhoïde chez les enfants par l'antisepsie intestinale et la quinine (thèse de Paris, 1893).

Andersen, Glascow medical Journal, 1894.

Benedict, Traitement de la fièvre typhoïde par l'asepsie intestinale (Boston med. Journ., 1895).

[1] Voir pp. 65-69 et 72-73.

THISTLE, Traitement éliminatoire et antiseptique de la fièvre typhoïde (Med. Record, 1895).

WOODBRIGE, Typhoid fever and its abortive treatment (Cleveland, 1896).

BUTLER, Intestinal antisepsis in typhoïd fever (Med. Rev. Saint-Louis, 1896)

DAVIS, Traitement antiseptique de la fièvre typhoïde (Med. Record, 1896),

MC CONNEL, Elimination et antisepsie dans le traitement de la fièvre typhoïde (Lancet, 1896).

CLAYBAUGH, Antiseptie treatment of typhoïd fever (Iowa Med. Journ, 1897).

FILIA, Désinfectants intestinaux dans le traitement de la fièvre typhoïde (Morgagni, 1898).

HOUDLEKT, thèse de Lyon, 1898.

LEMOINE. Semaine médicale, 1901.

CHANTEMESSE, Traité de médecine, article fièvre typhoïde, 1901.

BERLIOZ, Manuel de thérapeutique, 1901.

TABLE

Lyon. — Imp. A. REY, 4, rue Gentil. — 80382

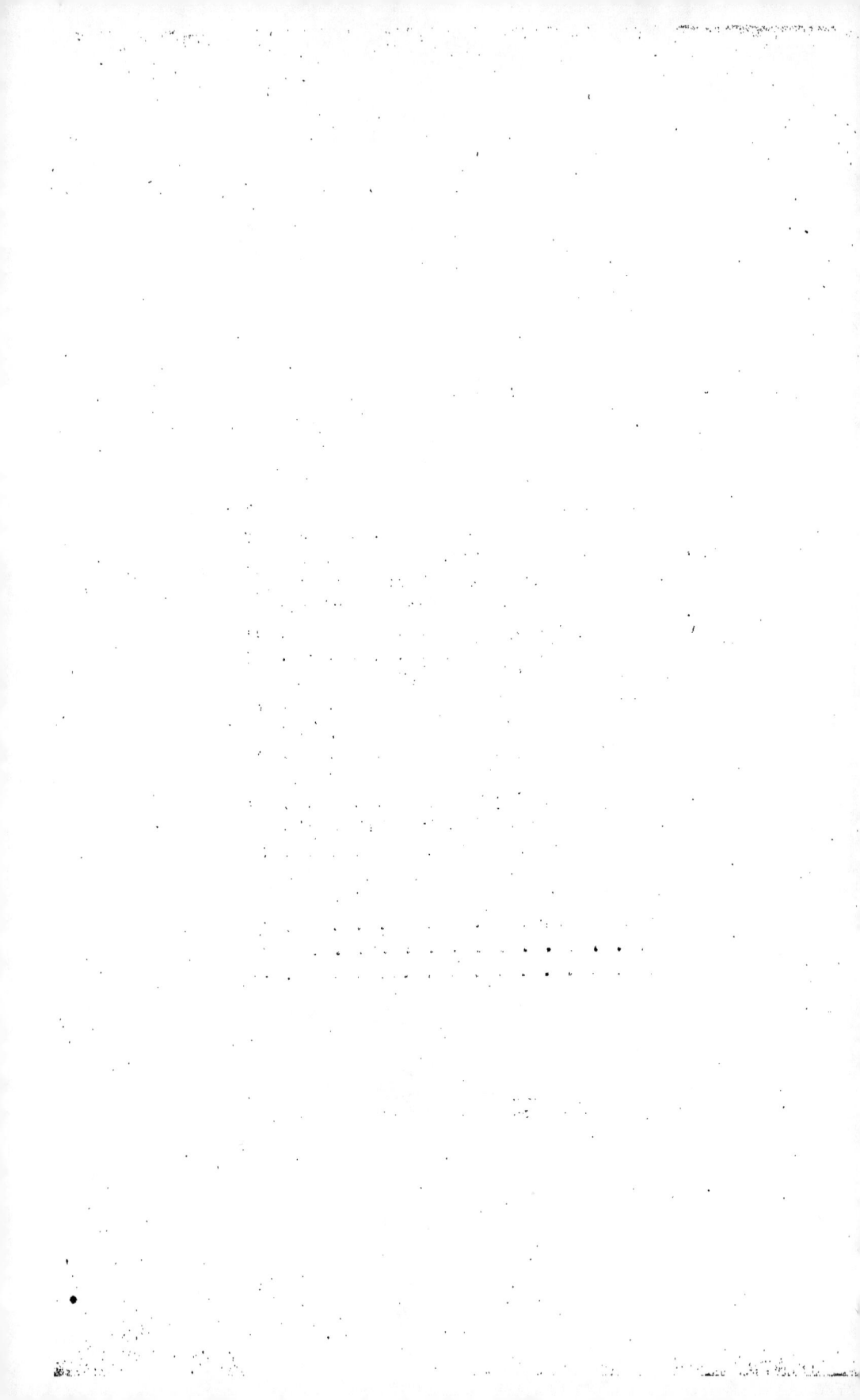

ERRATA

———

Obs. 25. Colonne S. divers, *au lieu de* expectoration jaune, *lire* expectoration spumeuse.

— 47. Colonne Rechute ; *au lieu de* rechute, *lire* recrudescence.

— 53. Colonne Complications, *au lieu de* ostéopendite, *lire* ostéopériostite.

Page 25. Ligne 6, *au lieu d*'examiné, *lire* emmené.

— 34. Au bas de la page, *au lieu de* Pouls, *lire* Puis la.

— 37. 5e ligne, *au lieu de* pulmo, *lire* pulmonaire.

— 51. Au bas de la page, *au lieu de* pensons, *lire* pouvons.

— 66. *Au lieu de* Luccherini, *lire* Lucchezini.

———